できる男はすぐ腸トレ

CHŌ TORE immediate as for the man who can do it

完全版

挫折知らずの、
男磨き最強トレーニング

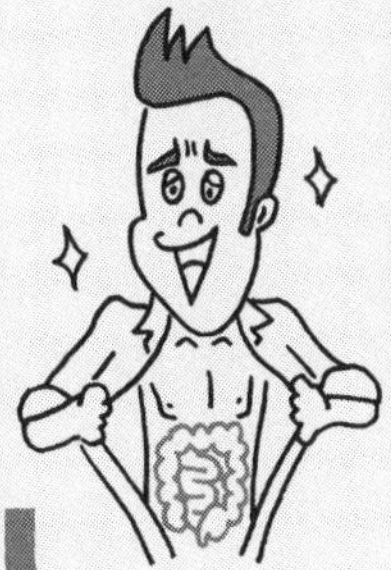

Fujita Koichiro
藤田紘一郎

今すぐ**腸トレ**を取り入れるべき人

1 うつうつとしてやる気が出ない、幸せを感じられない人

➡腸内細菌が幸せ物質「セロトニン」の前駆体を合成して脳に送るため、気分が前向きに！

2 疲れやすく、風邪をひきやすい人

➡腸は免疫力の要。免疫細胞の70％を占める腸を鍛えれば、体調も回復。病気にかかりづらくなり、疲れにくくなる。

3 生活リズムが狂っている人

➡腸トレで朝すっきり目覚め、昼は元気に活動し、夜ぐっすり眠れるようになる。食事と睡眠のサイクルを使って、毎日少しずつずれていく体内時計も調整。

4 頭脳明晰になりたい人

↓腸と脳は「腸脳相関」という密接なつながりを持っている。腸を鍛えれば、直感や第六感が鋭くなったり、頭の回転が速くなったり、記憶力が向上したりする。

5 だんだん太り始めた人

↓太りやすさは腸内細菌が決めているので、デブ菌を減らして〝腸ダイエット〟。筋肉がつきやすくなり、代謝が上がって食べすぎても太りにくくなる。

6 老けたくない人

↓腸トレで、毛細血管が増えて血行がよくなり、肌の色つやが改善し、張りが出る。新陳代謝が活発になり、むくみやたるみがなくなる。

7 将来の健康や生活が心配な人

↓腸トレで体をいつまでも瑞々しく保てる。体型が変われば体調も変わり、体調が変われば体型も変わるという好循環が生まれる。体が健やかになると、仕事にも前向きに集中して取り組めるようになる。

8 今までの自分を変えたい人

↓継続することで、自分の成長を感じられ、達成感を得られる。ぶれない自分の変化が身をもって体感できる。自己管理ができることで自信がつき、周囲からの評価も上がって自尊心が高まる。

はじめに

　整形外科の医師として働いていた20代のときに感染免疫学の世界に足を踏み入れて以来、50年以上にわたって私は研究を続けてきました。

　そして私の研究テーマの中心にはいつも「腸」がありました。腸は免疫細胞や抗体の60～70％が存在する人体の中でも最大で最強の免疫器官であるばかりか、脳に匹敵する1兆個以上もの神経細胞・ニューロンが存在する考える臓器でもあります。私は腸の研究者として、いつのまにか脳より腸がエライと考えるようになりました。

　ところが、脳に比べると腸はあまり重要視されません。

「脳トレ」はテレビ番組から、書籍、ゲームに至るまで、ありとあらゆるところで目にしますし、もはや一般名詞といってもいい状態です。

　おなじく「筋トレ」も昔からおなじみで、書店でも「筋トレ」を売りにした雑誌、書籍をたくさん見かけます。

ところが、「腸トレ」というのはほとんど目にすることがありません。腸の研究者としてはたいへん遺憾ながら、どうやら腸は軽んじられているようです。

しかし、長年の研究で腸のスゴさ、奥深さを実感してきた私にいわせれば、腸トレほど、さまざまな効能をもたらしてくれるものはありません。

腸をトレーニングして整えることは、冒頭で列挙したようにさまざまな効能をあなたにもたらしてくれるのです。

特に筋トレは見た目にも効果がわかりやすく、精神面でも自信が持てるようになるため、意欲的に活躍しているビジネスマンのあいだでここ数年、一大ブームになっているようです。

それならば、ぜひそこに「腸トレ」を加えてみてください。

ストレスに負けない免疫の基礎が固められ、さらに生命力あふれる生き方ができます。ありとあらゆるストレスの元凶があふれている今、若々しい体とエネルギッシュな意欲を持ち続けるためには、「腸トレ」が効果を発揮するはずです。

「脳トレ」「筋トレ」の時代から、いよいよ「腸トレ」の時代が到来するのだと、腸の研究ばかりしてきた私は胸を張りたいと思います。

ただし「腸トレ」といっても、ただ「ヨーグルトなどの発酵食品をたくさん食べましょう」といった単純なものではありません。

もちろん体によい食材なども紹介していきますが、食べものとの向き合い方を変えたり、すぐに挫折していた弱い意志を強固なものに鍛えあげたりすることも含みます。

ハーバード・ビジネス・スクールの名誉教授だったセオドア・レビット氏の著作の中に「ドリルを買いにくる人が欲しいのは、ドリルではなく穴である」という有名なマーケティングの格言があります。顧客が本当に欲しいのは穴なのに、ドリルを作っている会社は、自分たちが提供している価値はドリルそのものだと考えてしまうのです。

つまり、本当の目的をはき違えてしまうせいで、顧客が求めるものが提供されなかったり、努力がつまらないものになったり、継続するのが難しくなったりしてしまうのです。

この言葉にならえば、本書が提供するのは「腸トレ」ではなく、「腸トレがあなたにもたらしてくれる何か」です。

冒頭ページのどれか一つでも心に引っかかるものがあったなら、目的を明確にして、ぜひ「腸トレ」にトライしていただきたいと思います。

本書で紹介する「腸トレ」は、ただ腸のことを考えた健康法の実践だけが目的ではありません。腸内細菌が体に与える影響を踏まえ、自分が求めているものをはっきりさせ、各々に合った「腸トレ」を組み立てることで、あなたが求めていたものを手に入れるのです。

それは前向きな思考だったり、よい目覚めだったり、スリムで健康な体だったり、充実した長寿だったりするでしょう。

ぜひ「なりたい自分」を想像し、気楽に、楽しみながら「腸トレ」にチャレンジしてみてください。目的を持って始めれば、きっと人生がポジティブなものに変化していくはずです。

できる男はすぐ腸トレ
完全版
CONTENTS

Chapter 2

厳禁！ 腸トレを邪魔する6つのNG

Chapter 3

藤田式「最強の腸トレ」メソッド10

Chapter 4
「腸トレ」習慣化のための3つのステップ

ブックデザイン◎原田恵都子（ハラダ+ハラダ）
イラスト◎WOODY
図版制作◎二神さやか
本文組版◎閏月社

Chapter 1

男性に“腸トレ”をオススメする\8/つの理由

その1

腸トレでストレスに強くなれる

ほとんどのビジネスマンがストレスを抱えている

チューリッヒ生命が2018年5月16日に発表した「2018年ビジネスパーソンが抱えるストレスに関する調査」（対象は20歳〜59歳の男女1000人）によれば、「勤め先でどの程度ストレスを感じているかお答えください」という問いに対し、「非常に感じている」「やや感じている」を合わせると、男性の71・6％、女性の75・2％がストレスを感じていることがわかりました。特に男性は40代、女性では20代が、その他の年代に比べてストレスを感じている人が多い傾向にあったそうです。

この調査からもわかるとおり、多くの、というより、ほとんどのビジネスマンが仕事上のストレスを抱えていることになります。

ストレスにどう対処するかというのはビジネスマンにとっての重要テーマでもあるわけです。

じつは「腸トレ」の劇的な効能のうちの一つが、このストレスへの耐性の獲得（＝ストレスに強くなること）なのです。

ストレスと腸内細菌の興味深い関係

ストレスと腸内細菌との関係を明らかにした面白い研究があります。

１９７６年、アメリカ航空宇宙局（ＮＡＳＡ）のホールデマン博士は、宇宙飛行士の腸内細菌を調べるという研究をしています。

この年、ＮＡＳＡは有人科学実験探査機を打ち上げました。そして、そこに搭乗した3人の宇宙飛行士の腸内細菌を継続的に調査したところ、極度の不安と緊張にさらされているときには、悪玉菌に分類される腸内細菌が増加するという結果が得られました。

同様の研究はソ連においても行なわれていて、宇宙飛行士の腸内細菌叢《そう》が調べられています。宇宙飛行士の腸内細菌はすでにロケットの飛行前から変化を見せはじめ、飛行中はさらに異常が認められました。ソ連人宇宙飛行士の腸内では、善玉菌とされるラクトバチルス菌などが減り、悪玉菌とされるクロストリジウム菌が増えていたのです。

つまり、アメリカ人だろうが、ロシア人だろうが、強いストレスがかかると、腸内環境が悪化することが証明されたのです。

また日本人を対象とした研究では、阪神・淡路大震災前後での腸内細菌叢の変化を調べたものがあります。被災者は震災前と比較して、糞便中のカンジダやシュードモナス菌（これらもいわゆる悪玉菌と呼ばれるものです）が増加していました。このことも震災という極度の心理的あるいは身体的ストレスが善玉菌を減らし、悪玉菌を増やす結果を招いたというわけです。

ちょっとだけ専門的な話になりますが、当初ストレスが腸内細菌叢を変化させる機序（仕組み）として、免疫機能抑制や腸管運動の変動を介した間接的な影響が想定されていました。

しかし現在では、ストレス時に消化管局所で放出される神経伝達物質・カテコラミン（カテコールアミン）による直接的な影響が注目されています。わかりやすくいえば、ストレスがかかると、消化管の中である物質が分泌され、それが腸内細菌叢に影響を及ぼすのです。

腸内細菌がストレス反応を抑える

最近の研究では、腸内細菌が神経伝達物質の分泌量を決めて、人間の精神活動に影響を与えていることがわかってきました。

九州大学の須藤信行教授らは、無菌（GF）マウスと正常な腸内細菌を持つ（SPF）マウスとに分けて、それぞれに拘束ストレスを与え、ストレス後のACTH（副腎皮質刺激ホルモン）とコルチコステロンの分泌量を比較しました。これらはストレスに関与するホルモンで、ストレスを測る指標となります。

その結果、腸内細菌を持たない無菌マウスは、正常な腸内細菌叢を持つマウスに比べて、ACTHやコルチコステロン量がともに優位に分泌を増加させていました。腸内細菌を持たないマウスのほうが強いストレスを感じたというわけです。

逆にいえば、マウスのお腹に正常な腸内細菌が存在することで、免疫が高まり、ストレスを緩和させたということになります。

また、無菌マウスに腸内細菌を移入して正常マウスに近づけていくと、ストレス後のACTHやコルチコステロンの分泌量が移入時期に応じて低下していくことも明らかにされています。

うつ病にかかった人はセロトニン分泌量が減少

わが国では、うつ病になる人が増えている傾向にあり、このことは大きな社会問題になっています。ビジネスシーンにおいても、メンタルヘルスは重要なテーマです。

現代は物質的にもかつてないほど豊かになっているにもかかわらず、なぜうつ病などの精神的な問題がいまだに増え続けているのでしょうか?

精神的な問題は、脳内で起こっている現象のように思えますが、じつは腸内細菌が深く関係していることがわかってきています。詳しく説明していきましょう。

うつ病にかかった人は、脳内のセロトニンやドーパミンなど脳内伝達物質の分泌量が減少していることが多いとされています。

昨今では、このセロトニンが気分や感情をコントロールして心の安定を保つ物質として、「幸せホルモン」などと呼ばれ、一般にもよく知られるようになりました。

そしてじつは、人間の体内に存在する約10ミリグラムのセロトニンのなんと9割が小腸に存在しているのです。

セロトニンが分泌されていると…

対して、脳に存在するセロトニンはたった2％に過ぎません。しかし、このわずか2％のセロトニン神経系は、視床下部や大脳基底核《きていかく》、延髄の縫線核《ほうせんかく》などに高濃度に分布していて、これが人間の精神活動に大きく関与しているのです。

セロトニンがきちんと分泌されていれば、昔からいわれるいわゆる「気丈夫」という状態で少々のストレスを受けたところでクヨクヨすることなしに、強い気持ちを維持していられます。

逆にいえば、セロトニンの減少により、神経伝達物質であるドーパミンやノルアドレナリンの作用バランスを制御できず、うつ病などの精神障害を発症するということでもあります。

「だったら、セロトニンを増やせばいいんでしょ？」というのは、半分正解で、半分不正解なのです。

このセロトニン（ドーパミンも同様）は、食物中からトリプトファンというアミノ酸を摂取しないと体内では合成できないのです。

そして、いくら多量のトリプトファンを摂取しても、腸内細菌がバランスよく存在しないとセロトニンは脳内に増えていきません。このようにカギになってくるのが腸内細菌です。

ある動物実験では、無菌で飼育されたマウスの血中トリプトファン濃度は、通常の腸内細菌を持つマウスに比べて高値であることがわかっています。このことは、せっかく体内にトリプトファンがあっても、うまく代謝されずに使われないで残っているということを示しています。つまり、トリプトファンを効率よく脳内に増やすためには、腸内細菌の活躍が不可欠なのです。脳内にセロトニンの前駆物質を送っているのが腸内細菌だからです。

そして、セロトニンの合成に関与するビタミンB_6・ナイアシン・葉酸などのビタミンを合成しているのも腸内細菌なのです。腸内細菌とはかくも多様な役割をこなしている存在だということです。

トリプトファンを分解する腸内細菌がしっかりと機能してくれることで、セロトニンの産生は高まり、少々の心的ストレスを受けても、うつ状態になりにくくなるといえるのです。

腸内細菌は自殺率の抑制にもかかわる

日本は先進国の中でも自殺率が高い国の一つです。

自殺の原因としては、貧困や格差社会、成果主義を追求する社会のプレッシャーなども指摘されていますが、私は日本人の食事内容の変化や過剰な清潔志向による腸内細菌の減少が主な原因と考えています。

理由は前述したとおり、腸内細菌こそが人間の精神状態と密接に結びついているからです。

メキシコは世界でも自殺の少ない国の一つといわれています。日本より貧しい人々の多い国で、なぜメキシコ人に自殺が少ないのでしょうか。

そこで調べてみると、メキシコ人は世界比較でもかなり多くの食物繊維を摂取している国であることがわかりました。メキシコ人は食物繊維を1人当たり1日93・6グラムもとっているのです。日本人の食物繊維の摂取量はその4分の1くらいで、しかもその摂取率はさらに年々減少しています。

食物繊維は腸内細菌が好んで食べるエサなので、食物繊維を多くとると腸内細菌も増えます。その増えた腸内細菌がセロトニンの前駆体を脳に送っているのです。

ある実験では、腸内細菌に食物繊維を与えたところ、セロトニンの合成に必要なビタミンB群の合成が増強される結果が出ています。つまり、

▼食物繊維を多く摂取→腸内細菌の増加・良化→腸内細菌がセトロニンの前駆体を脳へ送る→セロトニン量が増加→精神状態が安定

という流れを作ることができるというわけです。

これはあくまで私の推測にすぎませんが、メキシコ人が精神的に強い理由の一つに、健全な腸内細菌の存在があるような気がしてならないのです。

腸トレによって腸内環境を整えることで、セロトニン量を増やし、かつ脳内できちんと機能させることが可能になるというわけです。

ちょっとやそっとのストレスではびくともしない心の安定のためにも、腸トレはなくてはならない存在なのです。

その2

腸トレで「折れない心」を養う

心に必要な「レジリエンス」

「心が折れる」という言葉は、日本語でも比較的新しい用い方のようですが、それまで頑張っていた気持ちがポッキリと折れてしまうことを端的に表した、とても直感的でわかりやすい表現だと思います。

私の知り合いで不動産会社の営業マンとしてビジネスシーンでバリバリ働いていた人がいます。私の知る限り、家庭も円満そうで、仕事も精力的にこなしていたのですが、職場での上司との関係悪化を発端に「心が折れ」、ふさぎ込みがちになり、心療内科に通いだし、一時的に休職を余儀なくされてしまいました。

YES・NOもはっきりと言えて、不動産会社の営業マンらしく押しも強い人だったので、心を病んだと聞いて意外な気がしたものです。

心が折れそうになるのは、回数は人それぞれでも、長い人生のあいだに誰もが直面することです。しかし、何度も繰り返して、ひとたび心が折れてしまえば、なかなか立ち直れなくなり、たいへんつらく苦しい思いをすることになります。また営業マンの彼のように、一見、精神的に強そうに見えても意外と脆《もろ》いのが人の心というものです。

そんなとき、常にしなやかな心で問題に対処できたらどんなによいでしょうか。腸トレはストレス耐性を強化するのとともに、何かあってもすぐに回復する力を養うことにも役立つものだと私は考えています。

「レジリエンス」という言葉が特に注目されたのは、オバマ大統領による2011年の一般教書演説、さらに2013年の第2期大統領就任演説のときです。オバマ大統領は、米国の〝不屈なる回復力〟をこの言葉で表現していました。

レジリエンスは当初、物理学で「弾性」「復元力」を意味する用語でした。それが心理学や精神医学の中でも使われるようになり、

「困難な状況にもかかわらず、うまく適応できる力」

「ストレスフルな状況や逆境に陥ったときでも、それを乗り越えて回復していく力、あ

るいはその回復過程」を指す言葉となりました。イメージとしては「しなやかな」「柔軟性のある」というもので、現在のビジネスシーンを生きていく人たちにとっても、とても重要な考え方ではないでしょうか。

精神医学では、かつて病人の弱点や欠如している負の側面に焦点を当てることが多かったのが、現在はあえて発症の誘因となる出来事、環境を見つめ直し、病気そのものを跳ね返し、克服する「回復力」を重視・尊重するようになってきました。このことこそ「レジリエンス」だといえます。「なぜ落ち込むのか」に焦点を当てるよりも、「どう立ち直るか」を重視するのです。

心の回復力であるレジリエンスが強ければ、うつ病などの精神疾患をはじめ、日々の変化が激しい社会生活においても、変化や危機にうまく適応し、どのような状況下でも能力を発揮することができるとされています。

身体的レジリエンスのある人、ない人

じつはこの「レジリエンス」、精神的なことだけではなく、身体的にも当てはまるのです。

たとえば、風邪のときに処方されることの多かった抗生物質は私たちの腸内フローラを劇的に変化させます。腸内フローラの多様性を奪って、その能力を変えてしまうのです。すると、どうなるでしょうか?

多様性を失った腸内フローラは、コレステロール吸収やビタミン類の生成、食物の消化吸収などの機能の低下を来たしてしまいます。

抗生物質の利用で特に問題となるのは、子どもや高齢者です。子どもや高齢者の腸内フローラはもともと安定しておらず、多様性も乏しくなっているので、抗生物質による治療が終わっても元の状態になかなか戻らないのです。

スウェーデンのある研究では、子どもが抗生物質を飲んだ2カ月後も腸内フローラは変化したままで回復せず、しかも腸内にはビフィズス菌や乳酸菌などの善玉菌よりも悪玉菌のほうが多かったという結果が出ています。

また、アイルランドの高齢者を対象にした同様の試験では、2つの結果が出ました。抗生物質による治療が終わっても腸がなかなか元の状態に戻らない高齢者と、すぐに戻った高齢者とに分かれたのです。

この、腸内細菌の数や多様性が元どおりになる回復力こそ「レジリエンス」です。身体的にもレジリエンスは重要で、レジリエンスのある人とない（あるいは弱い）人がいるのです。

「思考能力」を持つ臓器は腸だけ

心と体のレジリエンスのカギもまた腸が握っています。

腸がすごいのは、独自の判断力を持ち、脳の働きとは無関係に動くことができる点です。

たとえば、私たちが嫌いな食べものや腐った食べものを間違って口にしたときは、「オエッ」とすぐに吐き出します。これは、頭でじっくり考えて吐き出したわけではなく、消化管による独自の反射で吐き出しているのです。消化管は入ってきた食物を化学的・機械的に感知して、それぞれにどう対処すればいいのかを知っています。

このように脳とは独立して「思考能力」を持つ臓器は、消化管だけと考えられています。

さらにすごいことがあります。腸管には、自律神経のうち迷走神経や脊髄神経といった「求心性神経（末梢から中枢に向かう神経系）」が多数分布しており、これらが腸管内部の情報を脳に伝達しているのです。

このうち、迷走神経の路線の90％は求心性神経で、腸から脳への「のぼり路線」です。

脳から腸への「くだり路線」である、内臓を支配する遠心性神経はわずか10％しかないのです。

鉄道にたとえると、腸から脳行きの列車がほとんどで、脳から腸行きの列車の本数は圧倒的に少ないのです。腸から脳に伝えなければならないことはたくさんあるのに、脳から腸に伝えなくてはならないことは少ないのです。私はここにも腸と脳との力関係が現れていると思っています。

自律神経失調症の最大の原因はストレス

「お腹にずーんと重く来る」「お腹がすーっと軽くなる」「お腹が温かくなる」「お腹が冷たくなる」「お腹に違和感がある」というような感覚があります。これらの不思議で繊細な感覚は自律神経を介して伝わります。

解剖学上、私たちの体には交感神経と副交感神経という2つの自律神経が走っています。交感神経系は外界の変化に適応するために、副交感神経は生命の維持に必要なものであり、私たちの意思とは関係なく自動的に働いて身体の環境を調整しています。

これが何らかの原因によってバランスを崩してしまうと、急な動悸を感じたり、体がだるくなる、眠れなくなる、食欲が落ちる、めまい、吐き気、便秘など、さまざまな全身症状が現れるのです。

自律神経のバランスを崩す最大の原因は、精神的・肉体的に負担となる刺激や状況、つまりストレスだとされています。ストレス社会に生きる私たちは、交感神経が優位になりがちです。

自分の意思で動かすことができない心臓や腸は、副交感神経が支配しています。したがって、ストレスによって交感神経が優位になると、安静にしているのに心臓がドキドキしたり、急にお腹が痛くなったりという症状が出ることがあるのです。

交感神経と副交感神経のバランスを整えることが「レジリエンス」の土台となります。そして、そのために「腸トレ」とともに、私たちができる簡単な方法があります。それが「腹式呼吸」です。

「腹式呼吸」のすごい効果

心臓や腸などの臓器は、自分で動きを調節することができません。ほとんどの方は呼吸も同様にふだんは無意識に自動で行なっているかと思います。

しかし、呼吸だけは意識的にその速さや回数をコントロールすることができます。私たちは、無意識に行なっている呼吸を意識的にコントロールすることにより、自律神経の交感神経と副交感神経のバランスをとることができるのです。それが腹式呼吸です。

腹式呼吸を習慣づけることで、ストレスがかかったときや不調を感じたとき、自分で上手に呼吸の調整をして、心身を整えることができるようになります。

私たちが物事に集中しているときやプレッシャーやストレスがかかっているとき、交感神経が優位になり呼吸数が増えて浅くなります。これを胸式呼吸といいます。

胸式呼吸は交感神経を刺激し、これに疲労や心の動揺、怒りの感情などが加わると呼吸はさらに浅く激しくなり、ますます交感神経優位となってしまいます。

また、短く浅い胸式呼吸では空気は肺の中にまで到達しないで吐き出されてしまいます。体内で発生した二酸化炭素をしっかり吐き切れないことに加え、取り込む酸素の量が十分でないために、呼吸回数を増やして酸素を補おうとします。その結果、呼吸が浅く速くなってしまうのです。

呼吸が浅い状態が慢性的に続くと、自律神経のバランスを崩しやすくなり、倦怠感や不眠、頭痛などの不調が生じたり、免疫が落ちたりしてしまいます。

この負の連鎖を、呼吸を変えることで断ち切るのです。

私たちが実践すべきは、腹式呼吸です。息を吐く際には、副交感神経が強く働きます。ゆっくり息を吸い、ゆっくり息を吐くことで、意図的に副交感神経を刺激することができ、自律神経のバランスが整ってきます。

また、通常の呼吸より多くの酸素を取り込めるので、体内の細胞に酸素を十分に行き渡らせることができ、血管が開いて血流がよくなります。すると緊張した筋肉がゆるんでリラックスし、気持ちがゆったりと落ち着いてきます。胸式呼吸と比べて呼吸数は少なくても、腹式呼吸はたっぷりと酸素を取り込むことができます。

お腹に新鮮な「気」を送ろう

腹式呼吸の仕方は、鼻から息をゆっくり吸ってお腹をぽんとふくらませ、続いて口から息をゆっくりと吐きながらお腹をへこませていきます。意識して腹圧をかけていくため、胸式よりも呼吸のリズムが自然にゆっくりとなり、背筋も自然と伸びてきます。

また、腹式呼吸によって肺の下にある横隔膜が上下運動します。この横隔膜には自律

腹式呼吸の仕方

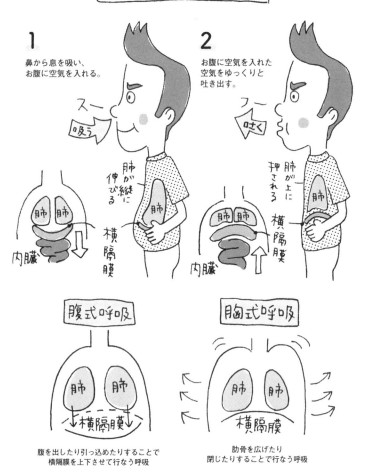

1

鼻から息を吸い、
お腹に空気を入れる。

2

お腹に空気を入れた
空気をゆっくりと
吐き出す。

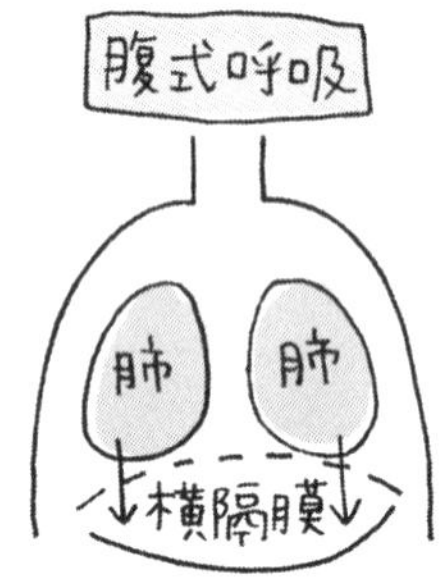

腹を出したり引っ込めたりすることで
横隔膜を上下させて行なう呼吸

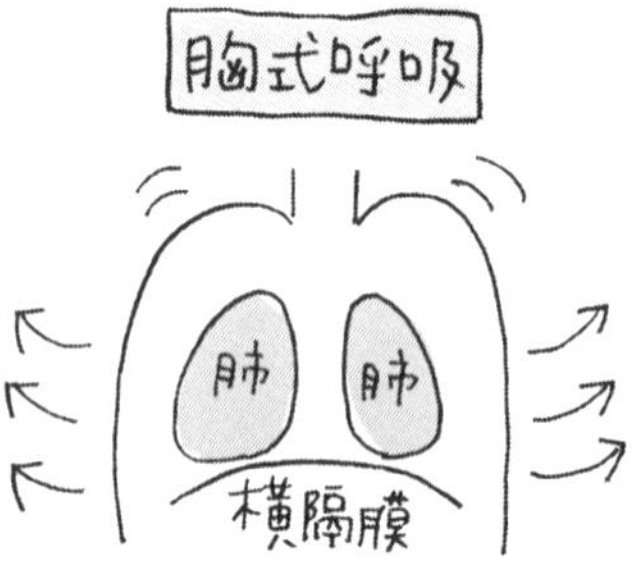

肋骨を広げたり
閉じたりすることで行なう呼吸

神経が密集しています。意識的に腹式呼吸を繰り返していると、自律神経を刺激して副交感神経が優位になり、リラックスしてくるというわけです。

特に、息の吐き方が重要です。十分に息を吐き出すことで自然に腹筋に力が入り、内臓や横隔膜を押し上げます。十分息を吐ききったところで腹筋がゆるむと、今度は自然に息を吸い込むことができます。この横隔膜や腹筋の動きによって自然に無理なく、静かで深い腹式呼吸ができるようになります。

東洋には、古くからの腹式呼吸法である丹田《たんでん》呼吸法が伝わっています。ルーツはお釈迦様が生きていた時代にまでさかのぼるといわれ、座禅のときの呼吸もこれです。

丹田とは、おへそとお尻の穴を線で結んだちょうど中間の部分で、この丹田を意識しながら、お腹と背中がくっつくようなイメージで長い時間をかけて口から息を吐ききり、今度は鼻から同じくらいゆっくりと息を吸います。

腹式呼吸の仕方がよくわからないという方は、仰向けに寝た状態でへそのやや上あたりに両手を軽く置き、ゆっくり息を吐いてそのときのお腹の動きを観察してみてください。横隔膜が上がってお腹が引っ込むのを感じられると思います。ゆっくり呼吸を繰り返すうちにコツをつかんで、起きた状態でも腹式呼吸ができるようになってきます。

こうして腹式呼吸を意識的にやってみると、ふだん無意識で行なっている肺の胸式呼吸がいかに浅い呼吸なのかがわかるでしょう。

仕事などでプレッシャーがかかったりしたときに息抜きするくらいの気持ちで腹式呼吸をしてみてください。心がだんだんと落ち着いていくことを実感できるはずです。

自分で自律神経を整えることで、心と体のバランスを上手に保つことができ、その結果、しなやかなレジリエンスを手に入れることができるはずです。

その3

腸トレは「直感力」を鍛える

「ソマティック・マーカー仮説」とは？

ビジネスマンの方にこそ腸トレをおすすめする理由の3つめは、「直感力」が鍛えられるということです。

ビジネスではあらゆるシーンにおいて瞬時の判断を求められます。その判断のもとになるのが直感力であり、それを腸トレが高めてくれるのです。

視覚、聴覚、味覚、触覚、嗅覚の五感に加えて、最近では第六感とも呼ぶべき「内臓感覚」が注目されています。

この内臓感覚は、生後の身体情報として脳の前頭前野に記憶され、意思決定の際に重要な役割を果たすと考えられています。このことについて、神経科学者のアントニオ・R・ダマシオ氏は「ソマティック・マーカー仮説」という独自の理論を展開しています。

仕事上で瞬時にさまざまな判断をくださなければならないビジネスマンのみなさんにもぜひ知っていただきたい理論なのでご紹介します。

ダマシオ氏は、1848年に鉄道の建設現場で起きた爆発事故によって、鉄棒が左下あごから前頭部を突き抜ける重傷を負った青年の話に興味を持ち、研究を始めました。

その青年は手術により一命を取りとめたものの、それ以降、性格が粗暴になり、忍耐力も社会性も失ってしまいました。彼は自分の悲惨な状況を話すのもまったくの他人事で、凄惨な事故や災害の写真を見ても感情的な反応がほとんどありませんでした。また、ケガの前に好きだった音楽や絵画に触れても、手術後にはなんの感情や感動も湧きあがらなくなっていたのです。

青年が事故で損傷したのは、脳の前頭前野腹外側部という部分です。ここは外部環境の刺激と情動とを結びつける記憶装置だとされています。

つまり、人の理性的な判断には、この青年が失ってしまったような感情が不可欠であり、その感情は外部からの刺激によっても生じる、と考えたのです。

それまでは一般的に、感情や情動は論理的・理性的な意思決定を妨げるものだとされてきました。しかし、ダマシオ氏はこの青年の症例をはじめ、同様に脳の局所に障害を持つ患者を細かく分析することによって、意思決定と情動は関係があるのではないか、そして情動を決定するのは脳に限った働きではないのでは、と疑問を抱いたのです。

私たちの行動は「ソマティック・マーカー」の積み重ね

あなたは今、洋服屋で服を買おうとしています。店内を見てまわり、雰囲気のよく似た、とても気になる2種類の服を手にとりました。しかし、今日の予算は一着分。一緒に来た友達は、夕食の予約時間が迫っているとあなたを急かします。

さて、あなたはどちらの服を、どうして購入したのでしょうか？

きっと、「なんとなくこっち」と決断してレジに進むはずです。このときあなたは論理的に回答を導き出しているわけではありません。自分で、なぜその商品に決めたのか論理的に説明したくても、よくわからないはずです。

こうしたとき、脳は膨大な量の記憶や事実、感情を引き出して分析し、瞬時に反応しています。

私たちは「ソマティック・マーカー」と呼ばれるショートカットを利用して、あらゆる事象を瞬時に判断し、購入する商品を決定、選択していくのです。このような判断の半分以上は、瞬時に、しかも無意識に行なわれているといいます。

ソマティック・マーカーの「ソーマ（soma）」はギリシア語で「身体」を意味します。情報に接触することで呼び起こされる感情や身体的反応（汗をかく、ドキドキする、口が乾く、呼吸が速くなるなど）が脳の前頭前野腹内側部に影響を与え、目の前の情報についての「良い・悪い」の判断を助け、意思決定の効率を高めます。いわば「腹で考える」状態といっていいかもしれません。

ダマシオ氏は、人が意思決定をするときは、自覚して論理的・理性的に熟慮するという以前に、この「ソマティック・マーカー」によって無自覚に選択され、その選択は情動によって大きく動かされると考えました。

ソマティック・マーカー仮説は、論理的・理性的な意思決定を否定するものではありません。感情を取り入れた直感的判断に、理性的・論理的な精査を組み合わせれば、効率的で正しい意思決定を行なうことができるのではないか、ということなのです。

あなたの直感は当たる？ 当たらない？

先述のダマシオ氏は、人間の直感を探るための興味深い実験を行なっています。

この実験では、被験者の指先に嘘発見機で使われる皮膚電気反応の測定器をつけてもらい、「勝てば掛け金がほぼ全額手に入る」という簡単なカードゲームをしてもらいました。

カードの裏には金額が書いてあります。カードの山は4つに分けられ、2つの山は勝てば利益は大きいが損が多く出る山、もう2つは勝ったとしても儲けは少ないが損もほとんど出ない山としました（もちろん、このことは被験者には伝えていません）。

被験者は、50回ほどカードをめくったあたりでだんだんと安全な山がどれかを勘付きはじめます。さらに、80回目には2つの山についての違いを明確に説明できるようになりました。つまり、被験者はカードをめくり続けることで、４つのカードの山の性質を論理的に把握したというわけです。

しかし、この実験は不思議なことを示したのです。なんと、被験者はカードを10回ほどめくった時点では、危ない山のカードを触るたび、手のひらにほんの少しだけ汗をかくようになっていたのです。それと同時に、被験者はなんとなく安全なカードの山のほうを選ぶようになっていました。

つまり、被験者の脳が論理的に状況を認識するよりずっと前に、被験者の体が危険を感じ取って反応し、自然と自分に不利なカードを避けるようになっていたというわけなのです。

この直感となる身体感覚の「ソマティック・マーカー」は、人の決断を決めるわけではありません。あくまで判断に影響をおよぼすだけです。体に起きるほんの小さな変化を無意識に感じ取り、最終的には自己の意識が行動を決めるのです。

それでも前出の実験で、被験者が論理的に理解するよりも前の段階で「直感的」に正しい選択をしていたように、身体感覚があなたを正しい道へ導いてくれるかもしれないのです。

東北大学大学院の福土審《ふくどしん》教授は、著書『内臓感覚』の中で、「視覚は暗闇ではゼロにできるし、聴覚も防音室に入れば一定期間はなくすことができる。しかし、内臓感覚をゼロにすることはできない。内臓からは意識に上らない感覚信号が常時脳に送られている」と述べています。

内臓が発する「サブリミナルな刺激」は、他の五感と違って遮断することができません。つねに働き続けているものであるため、意識に上らないその刺激が私たちの行動に影響を与えている可能性があります。

ソマティック・マーカーよ、復活せよ！

この直感力はきっと、はるか大昔に人間がその日に食べるものを探すとき、クマやイノシシが森の中に潜んでいるのを察知しながら暮らしていたような、常に命の危険と隣り合わせだった時代に発達して得られたのでしょう。それに比べて現代の私たちは、ほとんどそんな危険な目にあわなくて済むようになりました。

そのような危険が差し迫らないぬるま湯の中に長く浸かっている状態、インターネットやテレビなど脳への刺激が多い環境、そして情報過剰社会の中では、いざというとき体の声である「ソマティック・マーカー」を感じ取ることができず、せっかくの直感力を活かすことができなくなってしまいます。

つまり、現代の私たちは直感力を失ったわけではなく、その繊細な変化を感じ取る能力が低下しているのです。

腸からはいつも脳へ信号が送られており、腸の働きが悪かったり、不快感があれば、「負の信号」が脳へと送られてしまう可能性があります。

その意味でも、腸を健康に保つことが「内臓感覚」を鋭くすることにつながると私は考えています。

腸トレによってこのソマティック・マーカーを磨くことで、あらゆる状況で、直感力があなたに正しい判断をそっと教えてくれるようになるかもしれません。

その4

腸トレで頭脳明晰になろう

慢性炎症が万病を呼ぶ

近年、糖尿病や脳血管疾患など多くの生活習慣病の原因として、「慢性炎症」が注目を集めています。

通常、炎症といえば、ケガをしたり細菌に感染した場合に、発赤《はっせき》・腫脹《しゅちょう》・発熱・疼痛・機能障害といった5つの特徴を表す「急性炎症」が起こります。この急性炎症は、炎症のピークを過ぎれば徐々に正常状態に戻ります。

しかし「慢性炎症」は、急性炎症のような5つの特徴を示さないまま、低レベルの炎症反応がずっと持続して慢性化してしまいます。このくすぶった状態がじわじわと続くことで、動脈硬化、脳血管疾患、糖尿病、アレルギー性疾患、関節リウマチ、潰瘍性大腸炎、アルツハイマー病、多発性硬化症、さらにはがんなど、万病の原因になってしまうのです。

ヒトの体でも特に腸管粘膜は、食物などの異物、病原菌やウイルスの侵入、さらには腸内に棲む常在菌の刺激など、つねに感染や炎症の危険と隣り合わせにある場所ともいえます。

腸は、私たちに必要な水分や栄養素の吸収をしないといけないので、開かれている場所でなくてはならないからです。開かれてなければならないけれど、当然ウイルスなど異物の侵入は困ります。

そこで腸管は、病原体の侵入を防ぎながら必要な栄養分を吸収できる「腸管透過性」という複雑なバリア機能を持っています。

この機能には、3つの砦があります。

①腸内フローラが病原性の高い菌を排除する **「環境因子バリア」**

②腸上皮細胞のつなぎ目が強力に結びついて頑丈な壁となり、防御の役割を果たす **「物理的因子バリア」**

③腸粘膜細胞の表面に分厚い粘液層を作り、抗菌ペプチドの分泌などをする **「生物学**

的因子バリア」

腸はこのように3重にもなる鉄壁の〝防御の砦〟を備えています。しかし、私たちの生活習慣やストレスなどによるさまざまな要因でこの鉄壁だったはずの砦が崩れてしまうことがあるのです。

「腸もれ」が引き起こす恐ろしい病気の数々

この腸管粘膜バリアが破たんしてしまうと、重大な「リーキーガット症候群（腸管壁浸漏症候群）」を引き起こします。

リークは英語で「漏れる」という意味です。つまり、腸（ガット）の粘膜に穴があいて、腸内にある細菌やウイルス、食物由来のタンパク質などが血中に漏れだす状態（リーキー）にある腸のことをいいます。

私はこの状態をわかりやすいように「腸もれ」と呼ぶことにしました。

食物のタンパク質は普通、消化されて細かい分子になり、腸壁にある絨毛から体内に吸収されます。しかし、腸のバリア機能が低下して腸壁に細かな穴があく「腸もれ」が起こると、普通は吸収されない未消化の高分子タンパク質がそのまま体内に吸収されてしまいます。

この高分子タンパク質や細菌が腸管壁を通過して体内に入ってしまうことで、それらが異物として認識されて免疫応答システムが働き、その異物に対する抗体が作られます。するとと食物アレルギーや自己免疫疾患などの症状が現れるようになります。

また「腸もれ」になると、細菌が産生する毒素（エンドトキシン）や腸内の有害物質が血液に漏れ出して体内を駆け巡るため、慢性炎症を引き起こします。

これが先ほど説明した、動脈硬化や糖尿病、炎症性腸疾患など、さまざまな「万病のもと」となってしまうのです。

私がこの「腸もれ」でもっとも恐ろしいと思っているのが、アルツハイマー病やレビー小体型認知症などの脳疾患にも関わっているという研究結果が出ていることです。

「腸トレ」で記憶力を向上させる

私たちは年齢とともに、徐々に腸内細菌のバランスが崩れがちになります。臓器の老化に加え、ストレス、食べもの、抗生物質などの薬剤、紫外線、放射線など、さまざまな負の因子が関わることで徐々に悪玉菌優勢になり、慢性炎症のリスクが高まっていきます。

しかし、腸トレによって、その炎症の進行スピードを抑えられる可能性があります。

アメリカにあるイリノイ大学の研究チームは、老年マウスと若年マウスのそれぞれに低繊維食と高繊維食を与え、血中の短鎖脂肪酸濃度（腸内で作られる酸の一種でわれわれの健康に大きく寄与する物質。詳しくは後述）や腸の炎症性物質を測定しました。

すると、高繊維食を与えたマウスは、老年・若年とも血中の短鎖脂肪酸は高値を示したのに対し、低繊維食を与えた場合、老年マウスだけに腸の炎症が生じたのです。

そこで、その老年マウスに高繊維食を与えたところ、腸の炎症が劇的に改善しました。

さらに、脳のミクログリアに関する遺伝子を解析したところ、高繊維食が老年マウスの炎症を緩和していることがわかりました。

ほかにも「腸トレ」によって腸を鍛えることで、記憶力の向上や、頭の回転が速くなる効果もあるといえば、みなさんはびっくりするでしょうか。

腸内細菌と学習や記憶との関連を研究したデータがあります。

カナダのハミルトン市にあるマクマスター大学のフォスター博士らは、腸内細菌が学習や記憶にどのように影響を与えているかについて、無菌マウスと正常マウスとで行動比較の研究をしました。

実験は、マウスが不安を感じるかどうかを調べるための装置である「高架式十字迷路」での反応を比較したものです。

その結果、腸内細菌を持っていない無菌マウスのほうが不安を感じている行動が多く見られました。同時に、脳の海馬のニューロンに神経伝達物質であるセロトニンの受容体が少なく、情動を処理する脳領域である扁桃体のニューロンでは、グルタミン酸の受容体も少なくなっていることがわかりました。

セロトニンは脳内神経伝達物質であり、グルタミン酸は学習と記憶に不可欠な物質です。この物質が不足すると認知的な作業が低下することが科学的にも証明されています。

つまり「腸トレ」によって腸内細菌を育てることは、学習や記憶にとって必要不可欠な物質を作り出すことにつながっているのです。腸を可愛がれば、頭がよくなるというわけなのです。

その5 腸トレが質のよい眠りに導く

常に光とともにある現代人の代償

テレビやスマートフォンの画面からは、可視光の中でもいちばん波長が短いブルーライトという青色光が発せられています。この光を日没後に長時間見ると、ヒトのサーカディアンリズム（概日リズム）が崩れ、体内時計が調節している睡眠と覚醒のリズムが乱れてしまうとされています。

通常われわれ人間は、昼間には太陽の光を浴びることでメラトニンの分泌が抑えられ、体の活動は高まるようになっています。じつはブルーライトの刺激が太陽の光と同じ役割を果たしてしまうのです。

つまり、夜にブルーライトや極端に明るい光を浴びることにより脳が昼と判断し、睡眠を促すメラトニンの分泌が抑えられて、夜寝る時間になっても眠れなくなってしまうのです。

特に、顔に近い位置で使用するスマートフォンやタブレット、そして今では節電のために多く普及しているLED照明によるブルーライトの影響は、より大きいものとなります。

腸内細菌が体内時計に与える影響

今から30年も前、いわゆるバブルの時代に「24時間戦えますか?」という言葉が流行りました。ビジネスマンの長時間労働が美徳とされていたわけですが、人体の仕組みからいえば、とんでもないことです。睡眠は健康状態や生命に密接に関わっているからです。

特に睡眠が胃腸に影響を与えることは、古くから知られています。朝晩の変動シフトで働く人たちや、長時間旅行で時差ボケが生じたりする場合、胃腸の働きが抑制されたり促進されたりする、機能性便秘や過敏性腸症候群の症状を訴える人が多くなることが報告されています。

もともとは睡眠障害がストレスとなって交感神経が優位に活性化し、ストレスホルモンの分泌が増加するため、胃腸の機能障害が起こると考えられていました。

しかし最近では、腸内細菌自体に日内変動が認められることが見いだされています。日中の時間経過にともなって、腸内細菌の活動の仕方が変わっているということなのです。睡眠の変化が腸内細菌の組成や機能にも影響を与えているのです。

また、腸内細菌自体が宿主の体内時計（概日リズム）にも影響を与えることがわかってきています。

マウスの実験では、腸内細菌を持たない無菌マウスでは、概日リズムが減弱することが報告されています。腸内細菌の存在自体が規則正しい概日リズムに必須であるわけです。

腸のぜん動運動は睡眠中にフル稼働して、腸内細菌を取り巻く環境やその代謝活動に影響を与えています。また、腸のぜん動運動の刺激によって、腸管内の神経伝達物質の分泌や、腸と脳を結ぶ情報の伝達にも影響を与えます。

腸トレによって、朝すっきり目覚め、昼は元気に活動し、夜ぐっすり眠れるようになるというのはこうした原理なのです。

概日リズムを整えるため、腸トレを活用し、毎日さわやかに目覚め、夜ぐっすり眠れる幸せを手に入れましょう。

寝る前のテレビやスマートフォンを避けよう

腸トレに補足して、質のよい眠りを作り出すためのいくつかのアドバイスも記しておきましょう。

現代病となってしまった眼精疲労や睡眠障害を防ぐためにも、少なくとも寝る前の3時間はテレビやスマートフォンから距離を置きましょう。私はガラケーしか使えないので心配はないのですが、スマホをいじるのが大好きな友人は「寝床にスマホを持ち込まない」というルールを自分に課して実行していました。テレビも同様に寝る前の視聴は避け、寝る前にはできる限り静かで穏やかな環境を作りましょう。

逆に朝は、メラトニンが光を浴びると抑制されることを利用して、目覚めたあとでしっかり太陽の光を浴びるのがサーカディアンリズムを整えるのに効果的です。朝日の強い光を浴びることで、脳内伝達物質であるセロトニンの分泌が促進され、脳を覚醒させると同時に精神を安定させます。また、毎日朝日を浴びることによって体内時計がリセットされるのです。

ヒトの体内時計は25時間だといわれることが多いようですが、国立精神・神経医療研究センター精神保健研究所の三島和夫部長によると、実際は24時間10分であり、これには個人差もあるということです。1日24時間にたった10分だけの狂いといえども、毎日の不規則な生活が少しずつ重なることで、あっという間に体内時計のズレは蓄積していきます。

「腸トレ」プラス朝日を浴びて毎日体内時計をリセットしておきましょう。

その6 老けづらく、太りにくくなる

人間の体も酸化する

ビジネスマンの中には見た目を気にする方も増えています。たしかに太りすぎていたり、老けて見えたりするよりも、若々しくスマートなほうが信頼にもつながりやすいと

いえます。

腸を鍛えることには、全身の血行がよくなり、肌の色つやと張りが出て、むくみやたるみがなくなり、若返るという効果があります。

リンゴを切ってそのまま置いておくと赤茶色に変色してきます。リンゴの細胞膜にある脂質が空気中の酸素と結びついて反応するからです。これが「酸化」という現象です。私たちが生きて活動している限り、体中の細胞は酸化していきます。リンゴと同じことがわれわれの体内でも起こっているのです。そして、酸化ストレスは、動脈硬化から起こる心筋梗塞や脳梗塞、がん、アルツハイマーなど、多くの病気を引き起こします。

体内酸化の元凶は活性酸素（フリーラジカル）という酸化物質で、空気中の酸素と比較すると酸化力はとても強力です。これが体をサビつかせて、老化の引き金となります。

酸化のほかに、もうひとつ老化を促進させる原因があります。それは「糖化」という現象です。

会社の健康診断の結果などでご存じの方も多いと思いますが、血液検査に「HbA1c」という項目があります。これは、過去1カ月～2カ月の血糖値の指標とされていて、HbA1c の値が高ければ高血糖の状態が継続していることになります。

HbA1cは、タンパク質であるヘモグロビンとブドウ糖が結合したもののことで、「糖化ヘモグロビン」とも呼ばれています。高血糖状態が続くことでこの糖化反応が促進し、細胞内でのさまざまな反応により、同時に活性酸素が発生してしまうのです。

こうして、体内の糖化が促進されるとともに、酸化ストレスも受けてしまいます。糖化と酸化のダブルパンチというわけです。

酸化ストレスは外見だけでなく、腸にも大敵です。活性酸素などの酸化物が腸管粘膜に蓄積すると、炎症性腸疾患の発症原因になるからです。

また、さらに体内の糖化が進むことでＡＧＥｓ（終末糖化産物）と呼ばれるものができ、全身に蓄積して活性酸素による細胞障害を加速させます。

ＡＧＥｓは全身の老化現象に深く関わっていて、皮膚ではシワやたるみ、血管では動脈硬化や梗塞、脳では認知症など、ありとあらゆる部分に深刻な障害を引き起こします。

しかし私たちの体は、これらの有害な物質に対して無力なわけではありません。人体の各組織には、活性酸素を無害化する「抗酸化酵素」が存在しています。代表的なものでは、カタラーゼ、スーパーオキシドディスムターゼ、ペルオキシダーゼなどが知られています。

「腸トレ」では、糖化の予防、そして活性酸素の生成と消去の均衡を保つように、生活習慣の改善や、抗酸化力のある食べものを積極的に取り入れます。

つまり、「酸化」と「糖化」を防げれば、体の内も外も若々しい状態を保てるというわけです。

デブ菌を減らして腸ダイエット

腸トレのさらなる効能が太りにくくなることです。

肥満の人は肝臓がんになりやすいことは以前から指摘されていましたが、発症のメカニズムまでは明らかになっていませんでした。

しかし最近になって、腸内細菌こそが肝臓がんの発症に関わっていることがわかってきました。どういうことでしょう。

肥満になると「フィルミクテス門」の腸内細菌が異常に増殖することが確認されています。

ここで、これらの菌の働きをわかりやすく説明するために、腸内細菌にニックネームをつけることにしましょう。フィルミクテス門の腸内細菌を「デブ菌」、バクテロイデス門の腸内細菌を「やせ菌」とします。

肝臓がんを引き起こす原因となっているのは、じつはこのデブ菌である「フィルミクテス門」の細菌群だという研究結果があります。

フィルミクテス門の細菌は腸内で異常に増加すると、消化液である胆汁の成分を細胞老化させる物質へと変化させるのです。この物質が肝臓に取り込まれると肝臓細胞が老化し、老化を起こした肝細胞は発がんを促すタンパク質を周囲にまき散らします。肝臓がんはこうして発症していたのです。

したがって肝臓がんを防ぐには、このデブ菌を少なくすることが第一なのです。

後述する脂肪分の多い食品や糖質含有量の多い食品を控え、食物繊維を多くとる腸トレで、デブ菌は減少し、やせ菌が増加します。すると肥満は解消され、太りにくい体になるのとともに肝臓がんの予防にもつながるというわけです。

その7 ビジネスマンの多くが悩む過敏性腸症候群も解決

すべての土台は腸にある

免疫の場としての腸には、驚くほどたくさんの細菌が存在しています。人間の大腸には200種類以上、その数100兆個以上の細菌が生息し、その重さは大腸内に棲息する細菌だけでも1・5キロ以上になるといわれています。

これらの細菌は、私たち生物がかつて住んだことのある原始社会に生きているといえます。約36億年前、最初の「いのち」が誕生し、やがて酸素のないところで細菌類のみが生きた原始の地球と同じ環境が現在の人間の腸の中で再現されているのです。

医科学が発達した現在、腸はたんなるチューブではなく、複雑な生体機能をつかさどる重要な器官であることがわかってきています。脳がなくて、腸だけで生きているヒドラのような生物を観察していると、腸が脳の原型であることがよくわかります。腸は脳と同様に、神経細胞がびっしり並んでいる臓器です。まさに腸は脳と同じで、考える臓器なのです。

私たちは、毎日の食事から生命のエネルギーを得ています。また身のまわりには、有用なものから有害なものまで、微生物、ウイルス、自然・化学物質などが大量に存在しています。これらは人体から見ればすべて異物ですが、安全なものは取り入れ、害を与えるものを排除する「免疫」という優れた機能が体にあるおかげで、私たちは健康で元気に生きることができます。

消化管は内なる外であり、異物が特に多く入ってくる場所です。腸はそれらを体内に取り入れてよいかどうかを瞬時に分別する働きをしています。

なかでも小腸は食物の栄養の大半が吸収される場所であることに加え、体全体の60〜70％の免疫系細胞や抗体が存在し、人体の中でも最大で最強の免疫器官です。そして腸内細菌がこれらの免疫系を刺激し、免疫力の強化を図っているというわけなのです。

現代社会のストレスに直面する腸

仕事を持っている人なら少なくとも一度は、「ストレスが溜まって調子が悪い」という経験をしたことがあると思います。

私もふだんは元気に仕事をしていますが、大型連休などが入って仕事と生活のリズムが狂うと、体がだるくなったり、やる気が起きなくなったりすることがあります。忙しすぎるのもストレスですが、仕事がまったくないのもストレスになってしまうのです。自分の好き勝手に生きられないのが社会生活の難しいところです。

じつは今、私たちの腸も、そんな現代社会のストレスに直面しています。ビジネスマンの中にも、下痢と便秘の便通異常を繰り返す「過敏性腸症候群」や「機能性便秘」の症状に悩む人が急激に増えてきているのです。

電車での通勤途中、駅に止まるたびにトイレに駆け込んだり、会議の前になると決まってお腹を壊す人や、逆に便秘になってしまう人がいます。男性には下痢症が多く、女性には便秘症が多いといわれています。

この症状に悩む人はほぼ毎日のように便秘や下痢を繰り返すので、腸に何かよくない病気でもあるのではないかと心配してしまいます。しかし検査を受けてみても、特に異常はないと言われる人も多いのです。

便通異常が起こる理由

便通異常の問題は腸はもちろん、体全体を制御している脳や神経、ホルモンとも深く関係しています。

腸管の運動は、前述のとおり、自律神経によってコントロールされています。

自律神経のうち交感神経はブレーキの役目で、腸管のぜん動運動を抑制するように働きます。また副交感神経はアクセルの役目で、腸管を刺激してぜん動運動を促します。

ストレスが加わることで、交感神経と副交感神経のバランスが崩れ、ブレーキとアクセルの使い分けができず、便通異常が起きてしまうのです。

同時に、ストレスにさらされると脳のほぼ中央に位置する視床下部という部分からストレスホルモンが分泌されます。腸の粘膜は、異常シグナルであるストレスホルモンを浴びると過敏に反応します。これが腸のぜん動運動を狂わせる結果ともなります。

薬を使ってはいけない

いずれにしても、会社勤めにもかかわらず、たびたび腹痛に襲われる苦痛とはたいへんなものでしょう。この便通異常が起こるときは、決まって腸内細菌の数や多様性が減少しています。それも圧倒的に善玉菌が減っているのです。

この恐怖から逃れるために下痢止めや便秘薬を常用している人も多いようです。実際に緊急時の腹痛を抑えると銘打った医薬品が販売されていたりして、サラリーマンをターゲットにしたコマーシャルを頻繁に流しています。

しかし、慢性的な便通異常にこうした医薬品で対応することはあまりおすすめできません。

下痢止め薬の多くは、腸のぜん動運動を抑える働きがあります。下痢の際に腸で起こっている異常な動きを防いで排便感覚を抑えるとともに、お腹の痛みを和らげようとする薬です。逆に、便秘薬は腸のぜん動運動を促して排便をさせる薬です。

どちらも一時的な便通異常には対処できるかもしれませんが、根本解決を目指すものではありません。

さらに、こうした薬を常用するようになってしまうと、腸のぜん動運動が自然な形で起こりにくくなってしまいます。

腸の働きが悪くなると、消化吸収能力が低下するだけでなく、腸内細菌のバランス自体も乱れてしまいます。

そもそも腸内環境を整えることが解決策の最善手なのにもかかわらず、薬により腸内細菌を痛めつけることにもなってしまうわけです。

下痢止めや便秘薬を常用している人はどこか生気に欠けているように見えることがありますが、これにはそうした理由があるのです。

毎日下痢や便秘を繰り返してしまうことで、便通の異常に慣れてしまうことはとても危険です。体全体の免疫が落ちて、さまざまな病気にかかりやすくなってしまうからです。

免疫反応は腸内に生息する腸内細菌の数や種類によって左右されます。腸内細菌の多様性や数が減っているということは、当然、免疫力も低下していることを意味します。免疫力低下は、そのまま生命力の低下にもつながるのです。もしあなたが下痢や便秘などに悩まされているとしたら、考えるべきはまず腸内細菌の改善です。それにより、免疫が上がり、生命力も強化されるのです。

第3章の腸トレを実践していただくことが過敏性腸症候群へのもっとも的確な対処法だと私は確信しています。

その8 私が特に男性に腸トレをおすすめしたい理由

寿命100歳以上が日本のスタンダードになる⁉

あなたは自分が80歳になった姿を想像できますか?

厚生労働省は2018年9月14日、全国の100歳以上の高齢者の数が前年より2014人増え6万9785人にのぼったと発表しています。現在100歳以上である高齢者を男女別にみると、男性8331人、女性6万1454人で、女性が88%を占める結果となっています。

また、厚生労働省が2018年7月20日に公表している簡易生命表によると、

２０１７年の日本人の平均寿命は男性81・09歳、女性は87・26歳で過去最高を更新しました。国際比較では、日本女性の世界ランキングは香港の87・66歳に続いて第2位、男性は香港の81・70歳、スイスの81・5歳に続いて第3位でした。

日本だけでなく、世界の長寿比較をみても、女性のほうが数年長生きとなる結果が出ています。この性差はどうしてできるのでしょうか？

男女差を考察することで健康長寿のヒントを得られないか、少し探ってみることにしましょう。

男より女が長生きする理由

まずひとつは、女性ホルモン「エストロゲン」に理由がありそうです。このホルモンは男性にも少しだけ分泌されますが、女性のほうが圧倒的に多いのです。エストロゲンは血圧を下げたり、悪玉コレステロールの血中濃度を下げたりする働きがあります。

実際、心筋梗塞などの虚血性心疾患は、女性よりも男性に多い病気です。喫煙率や社会的なストレスの差に加え、このエストロゲンによる動脈硬化を防ぐ働きが、その理由と考えられています。

ホルモンという点でいえば、男性はコルチコステロンという免疫力を弱めてしまう性ホルモンを分泌しているため、寿命が短くなるという説もあります。

また別の仮説としては、女性のほうが男性より基礎代謝が低いことが一因という見方もあります。少ないエネルギーで生きていけるということは、細胞がエネルギーを産生する際に発生してしまう活性酸素が少なくて済むということです。活性酸素は老化を促したり、がんなどの病気に関わるため、発生が少ないことは長く生きるという点でメリットになります。

また、社会環境の視点からは、男性より女性のほうが医療機関を受診する頻度が高いという統計があります。

加えてわが国の男性は喫煙率が高くて飲酒量も多く、不健康な生活習慣をしている人が多い傾向にあり、がんに罹患する人も多くなっています。また、仕事上のストレスや退職後の社会的孤立の影響が女性より大きいとされ、自殺者の7割は男性なのです。

これに対して女性は、食事で栄養バランスに注意したり、アルコールの摂取や喫煙量が少なかったり、鏡を見る回数も多く、自分の生活習慣を見つめ健康に気をつかう傾向があります。

メリットがいっぱいの「おばあさん仮説」

ほかに、進化の観点から女性が長生きする理由の説明でよく語られるのが、「おばあさん仮説」です。

ほかの動物と比較しても、人間は子どもを産めなくなってからもずいぶん長く生き続けることができます。たとえば、鮭のメスは産卵の後すぐに死んでしまいますし、チンパンジーもメスは生理が終わるくらいには死んでしまいます。なぜ人間は子どもを産んだあとも長く生きられるのでしょう。

人間の赤ちゃんは、生まれてすぐ立つことができません。馬でも牛でも、生まれた直後から自分の足で立ち、歩こうとします。しかし、人間の赤ちゃんだけが、生まれてから約1年も経過しないと自分で立つことができないのです。そのため子どもを産めなくなっても、赤ちゃんの世話をする役割の年配の女性や男性が必要だということなのです。

これが「おばあさん仮説」といわれるもので、人類という種にとって、高齢の女性が自分で子どもを産むよりも、娘の子育てを手伝って孫の成長や生存に貢献するほうが遺伝的な利益が大きいからだと説明されています。

このため人間では、女性が50歳前後で閉経を迎えますが、その後も倍近くの期間生き続けられるのです。生物界では、死を待たずに繁殖をやめてしまう種は極めて稀です。哺乳類で閉経の存在が知られているのは、ゴンドウクジラとシャチだけです。

男の定年後の問題は「暇と不安」

これらのことも女性の長生きの要因に違いないのでしょうが、私は根本的な理由として、生き方の問題があるのではないかと考えています。

2011年に総務省が調査した「社会生活基本調査」によると、60代前半の男性無業者の場合、テレビを見ている人が最も多く、趣味や自己啓発、学習などに使う時間がほとんどないことがわかっています。つまり、定年退職を境に多くの人が、日がなテレビを見て過ごしているということです。今は現役でバリバリ働いている男性にとっても、定年後の暮らし方というのは身につまされるものがあるのではないでしょうか。

実際、私も大学へ勤務していたときは、生活するお金の心配をしないでよく、精神的にも経済的にも安定した時期を過ごしていました。

しかし、定年後急激にその枠組みがなくなってしまうと気づいたとき、安住に凝り固まった意識を変えなくてはならないと初めて自覚しました。定年後にどうやって生きていくのかは、誰かがおぜん立てをしてくれるわけではなく、自分で答えを見つけていかなければならない問題なのだと、自分がその立場になってやっと認識できたのです。

このように、所属していた組織から離れたときに何をしていいのかわからなくなってしまう男性は多いのではないでしょうか。これは会社に勤めている人はもちろん、大学教授や企業の社長さえも直撃する問題なのです。

男たちよ、変化を恐れず人生を楽しめ

現代を生きる女性は、今まで「男性的だ」と思われていたものに対して臆せず、どんどんよい部分を選んで取り入れ、長い人生を楽しむ人が増えています。これもまた女性の特性なのでしょう。

性ホルモンや臓器の違い以上に寿命への影響を与えているのが、女性たちの新しい物事にチャレンジして、よいものを取り込んでいこうという精神なのではないでしょうか。

つまり、女性は生得的に健康に気をつかった生活習慣を過ごしている人が多いのですが、男性は健康についての必然性は認識しているにもかかわらず、忙しくて時間がない

とか、仕事上のつきあいがあるなど何かと理由をつけ、自分のメンテナンスを後回しにしてしまいがちなのです。

私は腸の研究者として、一昔前までは考えられなかったくらい多くの人たちが腸に関心を持つようになってきたことを実感しています。実際にさまざまなメディアでも腸について取り上げられることが増え、おかげさまで私自身もいろいろな取材を受けることが多くなりました。

しかし、私が感じるところでは、どうやら女性誌や女性向け番組のほうが腸を紹介する機会が多い気がするのです。これは女性のほうが腸の重要性を認識し、そうした記事を求めているからなのかもしれません。書店での販売データを見てみても、腸の健康についての私の本を購入している人の多くが女性である、と大手出版社の編集長からうかがったことがあります。

女性たちは健康的な食事や生活習慣の新しい情報にいち早く興味を持ち、実行しています。

それなら私たち男性も、「そんな女性みたいなこと」と偏見を持ったり敬遠したりすることなく、変化を恐れずに、心を広く外に開いて楽しんで生きてみようではありませんか。それこそが、結果的に長寿も、健康も、幸せも呼び寄せるのです。

男性が女性の持つ優れた部分をすすんで取り入れることで、健康的な習慣や環境に身を置くことができ、結果的に寿命の男女差も縮んでいく可能性があると考えています。

だからこそ私は本書によって、男性たちにぜひ腸の重要性を知っていただきたいと願っています。

Chapter 2

厳禁！腸トレを邪魔する\6/つのNG

NG1

可愛がりすぎは逆効果。気難しい腸

腸にいいことをしているのに、絶不調

本章では、せっかくの腸トレを邪魔する6つの行動を紹介していきます。きっとこの中にはみなさんのこれまでの常識を覆すような考えがいくつかあるでしょう。この中にもしみなさんがやってしまっていることがあれば、なるべく避けるようにしていただきたいと思います。それが第3章で紹介する腸トレの効果を100%発揮させるための準備にもなるからです。

まず一つ目が「発酵食品をたくさん食べすぎること」です。どういうことか、順を追って説明していきましょう。

私の免疫の研究は、腸は体だけでなく心の健康も担っているという「腸脳相関」とい

う分野にまで広がるものです。

腸内細菌は私たちの腸に約200種類、100兆個もの数が生きていて、それらの菌が勢力争いをしたり、エネルギーや神経伝達物質を交換し合ったりしながら生息しています。一つの壮大な生態系が、私たちの腸の中に築かれているのです。その姿は、まるで野生のお花畑のように美しいことから、「腸内フローラ」と呼ばれます。

お花畑は1種類の花よりも、色とりどりの多種多様な花がたくさんあるほうが美しく生き生きして見えるものです。腸内フローラも同様に、多種多様な細菌が数も豊富に生息しているほうが、働きが活性化されます。

その働きとは、消化吸収を助け、免疫力を高め、ビタミン類を合成し、消化酵素を生成するなど、健康長寿に重要なものばかりです。第1章で述べたとおり、心の状態にも腸内細菌が大いに関与していることもわかっています。

私がこれまで研究してきた経験と、今もどんどん新しく発表されている論文などを読んで間違いなくいえることは、腸内細菌は健康を守る上でとても重要であるということです。

だからこそ、これまで私は書籍や講演会で「腸内細菌を増やすために、食物繊維やオリゴ糖が多く含まれた食品をすすんでたくさんとりましょう」と訴えてきました。

もちろん私自身も率先して、ヨーグルトやキムチなどの発酵食品を食べていました。元来、欲張りな私は「もっともっと健康に若返っていきたい」と考え、腸によいと思うことは次々に自ら実践して試していたからです。

ところが次第に、これらの食事をしてしばらくするとガスが異常に発生してお腹が張り、便秘気味となる症状に悩まされるようになったのです。快便が私の自慢のひとつでもあったのに、このことで少なからず自分の健康に自信を失いかけました。

まして私はみなさんに腸内細菌の大切さを知らせる立場にいるのです。その私が自らの腸内環境に自信が持てないということに情けない思いを抱くようにもなりました。

気持ちが落ち込むのと同時に、「腸によいものばかり選んで食べているのに、なぜお腹の調子がよくないのだろう?」と疑問がわきあがりました。

そこで、国内外のさまざまな文献を集めて調べていたところ、私と同じような消化器症状や体の不調を訴える人が少なくないこと、そしてこの症状には腸内の「カンジダ菌」の異常増殖が関わっているかもしれないことに気づいたのです。

ふだんはおとなしくても、あるときを境に大繁殖

カンジダ菌の中で最もよく知られているのは、カンジダ・アルビカンスという真菌（カビ）の一種です。

カンジダ菌と聞くと「性病？」と考えてしまう人が多いかもしれませんが、じつは健康な人でも口腔内や皮膚、腸や膣にいる常在菌であり、ほとんどの哺乳類、たとえばペットの猫や犬にも同様に棲みついている、ごく身近なありふれた菌です。

この菌は、健康に過ごしているときは消化管の中でおとなしくしています。通常はビフィズス菌や乳酸菌のような腸内細菌がたくさんいるため、カンジダ菌は増殖できません。

ところが、病気や老化、ストレスなどで体調を崩して免疫が落ちたときは、このカンジダ菌が一気に増殖して暴れ始めます。

その症状は多岐にわたっていて、疲労感、食物過敏性、甘いものへの渇望、口臭、舌の白色被膜、集中力の欠如、記憶力低下、関節の痛み、性欲減退、アレルギー症状、ガスやお腹の張り、尿路感染などがあげられます。

自然界において主に単細胞で発育する真菌のことを「酵母（イースト）」と称していますが、カンジダ菌もその一種です。パンを焼いたことのある人はご存じかと思いますが、イーストは砂糖を入れることによってよく発酵します。イースト菌は糖分が大好きなのです。

体内でも同様に、カンジダ菌は糖がある場所で他の菌を押しのけ、われ先にと大繁殖します。その騒動に便乗して悪玉菌も同時に増殖してしまうというわけです。

体によいものも、多すぎるとかえって悪い

私は腸によいという考えのもと、大量の納豆やヨーグルトの摂取に加え、腸内細菌のエサになるオリゴ糖や果糖を頻繁に食べていました。

しかし、これらのことが、災いに転じてしまったのです。カンジダ菌の大好物である糖や炭水化物をたくさんとっていたこと、カンジダ菌が大増殖してしまい、さらに発酵食品を大量に食べたことで、腸内フローラのバランスが崩れ、異常発酵を起こしてしまったのだと思います。

私が糖尿病を発症していたことは後ほど述べますが、高血糖の状態が続く糖尿病患者

はカンジダ菌の増殖リスクが高いとされています。免疫力が低下して、悪玉菌が増殖しやすい腸になっているのです。

「過ぎたるは及ばざるがごとし」とはよくいったもので、腸内細菌は増やすばかりでなく、そのバランスと質にも注意を向けるべきなのです。

あなたの腸内フローラがわかるのは、あなただけ

腸内フローラの変化は、食事からたった24時間で現れます。善玉菌2、悪玉菌1、日和見菌7の比率が、理想的な腸内フローラの状態だと考えられています。

腸内細菌がこの比率のままバランスよく増えてくれればいいのですが、食べるものによってはバランスを欠いて増殖してしまうことがあります。そうなると、私が経験したような腹部膨満感やガス、便秘、下痢などに悩まされる人が出てきます。

どんなに腸によいといわれるものでも、一度にたくさん食べすぎてはいけないのです。

ひとつの食品や栄養素だけで健康増進を叶えることはできません。多くの栄養素が連携し合ってはじめて心身の調子は上向きます。

正しい答えは「食べ方」にあります。

私たちの体に棲んでいる腸内細菌の種類は人によって違っていて、まるで指紋のように個性があります。したがって、同じ食品をとったとしても、腸内細菌への影響はひとりひとり大きく違ってしまうのです。どんな食べものがあなたの腸内フローラの味方になるのかは、あなたにしかわからないのです。

体はじつに精妙なものです。何を、どう、どのくらい食べるかについては、ぜひご自身の体と対話しながら判断してください。

NG2 清潔すぎる環境は、常在菌が家出する

肌を清潔に保つには、石けんを使わない？

私たちは人間関係において出会いと別れを繰り返しながら生きていますが、より頻繁に一日に何十、何百もの出会いと別れを繰り返す関係があります。私たちと無数の細菌

との関係がそれにあたります。

この世界のあらゆるところに細菌は存在します。大気中にも浮遊していますし、いたるところに付着しています。あなたの目の前のスマートフォンやパソコンの画面やキーボードにも無数の菌がいます。食物や食器類にも、テーブルにもイスにも、当たり前のようにたくさんの細菌がついています。

ヒトの皮膚にも、「皮膚常在菌」と呼ばれる幾種類もの細菌群が棲んでいます。スマートフォンやキーボードにいる細菌群を培養して調べてみると、持ち主の皮膚常在菌叢とよく似た組成が見られます。持ち物に棲む細菌は、持ち主に似る、というわけなのです。

皮膚常在菌とは、ヒトの皮膚に棲みつき、皮膚の脂肪を食べて生きている細菌の種類です。これらの細菌たちが脂肪を食べると、脂肪酸の膜が作られます。この脂肪酸の膜は弱酸性であり、そのバリアがヒトの皮膚に病原菌などの有害な細菌がくっつくのを防いでくれています。

肌を本当の意味で、清潔かつ丈夫に保ちたいなら、まずは石けんで洗いすぎないことです。

こうしたことを私はよく講演で話します。すると「それは不潔ではありませんか?」

とか「臭くなったりしないでしょうか」というような疑問が寄せられます。これも世の中の常識に外れた発言と思われるからでしょう。

石けんで洗うと、皮膚にいる菌のうちおよそ9割がとれてしまいます。ただし、1割でも菌が残っていれば、その菌たちが再び増殖し、約12時間後には元の状態に戻ります。弱酸性のバリア機能も復活します。あまり頻繁な石けんでの手洗いは、このバリア機能の復活を防ぎ、かえって病原菌などを繁殖させやすくなるのです。かつてタレントのタモリさんが、体を洗うときには石けんを使わないとテレビで発言していたのを聞いて関心したものです。

さらに皮膚に悪いものがあります。最近よく見かけるようになった殺菌成分入りの石けんです。これは最悪です。強力な洗剤で洗ってしまうと、菌が根こそぎ流されてしまい、再生にさらに長い時間が必要となります。当然、そのあいだずっと脂肪酸のバリアは築かれていないので、肌は病原菌などの異物に対して無力になります。

医療関係や食品関係の仕事などで洗浄力の強い洗剤を使っている人にひどい肌荒れの人が多いのは、こうした理由があるからです。

通常の手洗いは、水だけで十分です。外からついた病原菌は、脂肪酸のバリアがしっかり築かれていれば、水洗いできれいに洗い流せます。本当の清潔とはこのことをいうのです。

石けんを使うのは、水洗いではとれない、目に見える汚れがあるときだけでいいのです。

キレイはキタナイ、キタナイはキレイ

腸内フローラや免疫の研究を長くしていると、「キレイはキタナイ、キタナイはキレイ」という言葉が頭から離れなくなります。

通常では、細菌のような病気を引き起こす異物が体の中に侵入してくると、それを排除する免疫系が働きます。しかし、私たちの体では常在細菌が重さにして1〜2キロも存在しており、それらは排除されることはありません。これはどうしてでしょうか。

常在細菌叢は皮膚だけでなく、腸内にも存在しています。皮膚や腸管には粘液や上皮細胞が構成するバリアが存在し、常在細菌はその上に乗っかっています。つまり、バリアが壊れない限り組織内に侵入できなくなっていて、常在細菌と免疫細胞とは簡単に出会わない仕組みになっています。

また、常在細菌が先に棲みついていることで、有害な細菌が外から来たとしても新たには棲みつきにくく、間接的に有害な菌を遠ざけるという役目も果たします。常在細菌が〝先住民〟としてあとから入ってくる有害な菌がそこに棲めないようにしているわけです。

清潔ということに神経質になり、薬剤などで身のまわりの雑菌や常在細菌を取り除いてしまうと、これ幸いと病原菌が取り付き、増殖を始めてキタナイ状態が作られます。反対に、常在細菌を大切に守ることで、病原菌など外からやってきた異物は攻撃されて、増殖できないのです。

「内なる外」である腸にもおなじことがいえます。抗生物質をみだりに投与することで、耐性菌ができたり、アレルギー体質になったり、免疫力が低下することがあります。

極端な清潔志向から脱却し、本来、体が持っている自然のバリア機能を保つ生活を送ることが大切なのです。そのためにまず簡単な、朝の水洗顔や水手洗いから始めるのもいいかもしれません。

NG3

早食いはすべてにおいてよいことなし

食べる量が同じでも早食いは太る

人生を振り返ってみて、私にとって更年期に差しかかったころが、いちばん不健康な時代だったといってもいいかもしれません。

当時、毎日の食事といえば「早い、安い、うまい」の三拍子が大好きで、牛丼チェーン店やラーメン店、安いファミレスや定食屋などによく通っていました。

そのようなお店では、オーダーしてから5分くらいですぐに食べ始められるのが魅力です。私もオーダーして注文の品が出てくるのを舌なめずりして待ち構え、食事が出てくるやいなや目にもとまらぬ速さでそれらを平らげ、10分後にはもう支払いを終えてお店を出るというようなことがよくありました。これがもう習慣になっていたのです。

そのころの私は今よりも体重は10キロも多く、風貌も赤ら顔で髪の毛は薄く、お腹も飛び出ていて、お世辞にもスタイルがいいとはいえないものでした。

外見だけではなく、体は疲れやすく風邪もひきやすく、血糖や中性脂肪の値がなかなか下がらず困っていました。医者の不養生とはまさにこのことで、体調不良や不健康を悟られないよう、元気であることを必要以上にアピールしていたような気がします。

一般的に早食いは太るといわれていますが、実際はどうなのでしょうか？

名古屋大学の豊嶋英明教授、玉腰浩司助教授らが２００６年に行なった、35〜69歳の男女約４７００人を対象に、食べる速さと体重の関係を調査した研究があります。

「ふつうの速さで食べる人」の平均体重と比較して、「食べるのがかなり速い人」は男性の場合、３・９キロ重く、女性の場合でも、３・２キロ重いという結果となりました。反対に「食べるのがかなり遅い人」は男性で3キロ軽く、女性で2・7キロ軽くなっていました。

この調査では、食べる量がそれぞれ同じであっても、同様の結果だということです。食事量にかかわらず、早食いそのものが体重を増やす一因であり、ゆっくり食べるほど体重は軽くなっていることがわかります。

また、国立健康・栄養研究所の佐々木敏氏（現東京大学大学院医学系研究科社会予防疫学分野教授）が1997年に女子大生を対象に行なった調査の報告によると、食べる速さが「とても速い人」は「とても遅い人」よりも、平均体重で5・8キロも重いということが報告されています。

これらの調査から「早食いは太る」という事実が実証されたわけですが、どうしてそうなるのでしょう。

早食いで太るメカニズム

私自身もかつては早食いだったため、それがやめられない気持ちがよくわかります。

まず、時間が惜しいことがいちばんに挙げられます。ビジネスマンの方には多いかもしれませんが、とにかく早く食べてしまって、仕事や打ち合わせなどの用事に戻りたいのです。忙しいときほど、食べている時間を節約したい、という思いになります。

幼少期からの習慣もあるかもしれません。私には弟と妹がいて、早く食べないとおかずを取られてしまいました。またグズグズしていると、食べるのが遅いと親に怒られたりしていました。

食事の風味も関係しています。ラーメンや丼物などは塩気が多く味が濃いものが多いため、濃い味の刺激を好む脳の欲求に応えるかたちで、どうしてもかっ込むように食べてしまうようになります。これはファストフードにもいえて、風味や口当たりが軽くて、一気にほおばって流し込むように食べてしまうのです。

あまり噛まずに飲み込める食物は、早食いにはもってこいです。私もそうでしたが、早食いの人は食べやすくて食物繊維の少ないものを選ぶ傾向があるかもしれません。

するとつい、満足感を得たいがために食べる量が多くなってしまうことになります。どうも私たちは、「どれだけの量を食べたか」という認識は意外と薄くて、「お腹がいっぱいになったか」で食べた量を把握するようにできているようなのです。たとえ自分の体にとって適量であったとしても、満腹感を得られないと必要以上に食べてしまうのです。

体内では、短時間のうちに大量の糖分が腸管で吸収されるため、血糖値やインスリンが急上昇し、そのことが脂肪蓄積を促すと考えられています。

早食いと糖尿病との関係

さらに恐ろしいことに早食いは糖尿病とも密接な関係があるのです。

金沢医科大学公衆衛生学の桜井勝准教授らは、ある企業で35〜55歳の従業員2050人の健康診断結果を7年間追跡調査しました。その結果、食べるのが速い人は、遅い人に比べて糖尿病の発症が約2倍多かったのです。

早食いすることで血糖値が急上昇しますが、それを抑えようとすい臓から大量のインスリンが分泌されます。この状態が毎食繰り返されることですい臓が疲れてしまい、インスリンの分泌が抑えられるようになります。

また、大量のインスリン分泌が長く続くと体が抵抗性を持ってしまい、インスリンの効きが悪くなって血糖値が下がりづらくなります。血糖の高値は肥満を招き、その肥満が糖尿病発症の危険性を高めるという悪循環に陥るのです。

以上が早食いが太り、体にも重大な影響を与えることにつながるメカニズムです。

食事を前にしていざ食べ始めようとするとき、このことを思い出していただき、食べるペースを落としてください。

今までより噛む回数を増やすことで必然的に時間がかかり、少ない量でも満足感を得ることができます。

よく噛んで食べることは、食物中に含まれている活性酸素を消す効果があります。活性酸素は免疫機能を傷害するので、よく噛むことで活性酸素を消すことは、免疫力を高めることにつながるのです。

唾液にはカタラーゼ（CAT）、スーパーオキシダーゼ（SOD）、ペルオキシダーゼ（POD）などの酵素が、アミラーゼやリパーゼなどの消化酵素とともに含まれています。

これらの抗酸化作用は発がん物質の毒消しの役割を果たします。

こうしたことを知識として頭に入れておくだけでも、早く食べようとする心理に抑制が利くようになります。「早食いは太る」という事実を、どうか腹に入れておいていただきたいのです。

なお、実際に私が気をつけている「食べ方」は次のとおりです。

①噛む回数を意識的に増やす。
②一口の量を減らす。
③飲み込んでから次の食べものを口に入れる。
④水分と一緒に流し込まない。
⑤ゆっくりと唾液と混ぜ合わせる。

⑥歯ごたえがある食材を選ぶ。
⑦野菜はゆですぎず、大きめに切る。
⑧品数を増やし、外食では定食を選ぶ。
⑨時々、はしをおく。
⑩2人以上で食べて会話を楽しむ。

NG4 「押し付けごはん」を食べてませんか？

「押し付けごはん」のワナ

みなさんは1日に食べる量をどのように決めていますか？

糖尿病の患者さんでもない限り、朝の時点で1日のメニューを決めている人はいないでしょう。カロリーなどを気にしながらも、気が向いたものを食べたいように食べているはずです。

たとえば、コンビニで売られるお弁当の量は製造者が決めていますし、レストランで出てくる食事の量も料理人が決めています。多くの人はこれらの食品や料理を完食しているはずです。

私は幼い頃に飢えを体験していますから、食事を残すことにとても罪悪感を覚えます。食事を残すことは作ってくれた人に悪いとか、もったいないといった道徳的な理由もあるでしょう。代金を払っているのに、せっかく出されたものに手をつけないで残すことは至難の業です。

そうしたこととともに、じつはわれわれは提供された食べものを、無意識に〝適正な量〟と捉えてしまう傾向があるのです。

子どもから大人まで老若男女が訪れるコンビニに置かれているお弁当が、すべての人にとっての適正量であるはずがありません。

それでもわれわれはそれを適正量だと判断して、知らず知らずのうちに毎日完食しているのです。本来は自分自身が決めないといけない食べる量を、今はほとんど他人にゆだねてしまっているのです。

このパッケージ化、パターン化されてしまった食べもののことを、私は「押し付けごはん」と名づけて警鐘を鳴らし始めています。

自分にとっての適正量というのは、年齢や性別、その日の体調から、食べるタイミングやその日の予定までを踏まえて、あなた自身が決めるべきものなのです。

あなたが毎日、口にしているその食事が、本当にあなたにとっての適正量なのかを考え直し、「押し付けごはん」をやめてみるだけでも、食事観は激変するはずです。

アメリカから食の工業製品化が始まった

私は1970年に東京大学医学部の大学院を修了したのち、米国テキサス大学にて2年間リサーチフェローとして働いていました。円相場が固定制から現在の変動制に変更されたのがちょうどこのころでした。

今とは比べものにならないくらいドルが強かった時代でもあり、華やかであるはずの私のアメリカ生活は、資金面でも非常に地味なスタートとなりました。

私は日本から妻と子どもを連れ、テキサス州北部ダラス市の大学斡旋のアパートメントに移り住みました。18畳くらいのリビングとダイニングキッチンがあるアパートメントで、日本の小さな家に慣れた私にはずいぶんと贅沢に映りましたが、アメリカではこのくらいの広さは普通のようでした。

妻と子どもを養う生活はたいへんで、私は食事代をなるべく節約しようと考えました。近所のウォルマートというスーパーマーケットの安売り食品を買い込み、毎日お弁当を作って職場に持参することにしたのです。私は「ベントウボックスには、日本の文化や伝統が凝縮されている」などと言って大学内では得意顔を装っていたものの、内心では節約を苦心していたわけです。

同僚はよく、ランチタイムにファストフードを買ってきていました。封を開けた途端、ハンバーガーとフライドポテトの食欲をくすぐる香りが部屋に充満します。

彼らは手のひらサイズの巨大ハンバーガーに無邪気にかぶりつき、子どもが砂遊びに使うようなバケツ大の容器に入ったコーラをおいしそうに飲んでいました。

私にはその姿が羨ましくて仕方ありませんでした。こうした経験によって、私の食に対する執着がさらに増してしまったのかもしれませんが……。

アメリカのファストフードやフードコートなどで食事をしている人々を観察すると、日本と食事量が違うことにびっくりします。コーラやジュースなどの清涼飲料水のカップが日本の倍以上あったり、飲み放題だったり、皿の料理の盛りつけがあふれんばかりだったりと、私たちが日本で食べている量とは明らかに違います。

アメリカでは、販売されている加工食品の1食分の量が1970年代から増え始め、特に1980年代に急激に増加しています。

この食事量の突然の増加はいったい何が原因なのでしょうか？

この頃のアメリカの農業政策は、食糧自給率を上げること、国が儲かる農業を拡大することを目的とし始めました。農家に補助金を出し、甘味料の原料や家畜飼料となるトウモロコシや小麦、大豆などを大量生産するようになったのです。それに伴って輸出量も増え、農家の所得もどんどん上昇していきました。

また、大量生産によって農産物の価格が安くなり、食品産業や外食産業も発展して競争も激しくなりました。このように食品が工業製品化した結果、加工食品が安価に私たちの手に入るようになったのです。

アメリカ人はなぜ急激に大食漢になったのか

しかし、アメリカ政府が推進したこの政策によって徐々に問題が起こってきます。

農家に補助金を与える政策により、多くの農地がトウモロコシや小麦、大豆などの生産へと転換しました。すると他の野菜や果物を生産する農家が減ったことにより、多くの野菜や果物の価格が上昇し始めます。

1980年代から肥満人口が増え始めたのは、この頃から高カロリー・高脂肪の加工食品やファストフードが野菜や果物と比べて圧倒的に安価になり、それらの摂取量が増え始めたことがひとつの原因だといわれています。お金の節約をするため、値段が上がりつつあった野菜や果物よりも安く済むファストフードなどのジャンクフードを毎食食べてしまうことで、肥満が深刻な社会問題となってきたのです。

米疾病対策センター（CDC）によると、肥満度を表す「ボディ・マス・インデックス（BMI）」が30以上の成人比率は、1976～80年には15%だったものが、2007～08年には34%になりました。さらに、子どもや未成年者の肥満率は同じ期間で5%から17%へと、3倍以上も急増しているのです。

また、2～19歳の子ども・青少年の34・4%が1日1回はファストフード店で食事をしているといわれています。

日本も敗戦後、アメリカのあとを追うように大量生産、大量販売による食のグローバル化の波が押し寄せています。このように、世界中の食べものや食べ方が均質になって、簡便化が進んでいるのです。

「食べものリテラシー」を身につける

この均質化・簡便化された食事は、確かに世界中のどこでも安く簡単に手に入って便利です。しかし、私たちの健康維持を考える上では、たいへん危険なものでもあります。それは「与えられたものを受け身で食べる」ことになってしまうからです。

前にも述べましたが、私たちの腸内細菌は個人個人で違いがあります。それはまるで、指紋のように個体を識別できるくらいの特徴があることが知られています。腸内細菌の違いのほかにも、今現在の体調、病歴、年齢、生活場所、生活強度、仕事、人間関係、そして遺伝子と、個別の違いを挙げるときりがないくらいです。

その違いを無視して、ファストフードなどをはじめとした、脂肪と糖質がたっぷり含まれているパッケージ化、パターン化された食事を毎日とっているとどうなるでしょう。もうおわかりのとおり、肥満や糖尿病などの生活習慣病、さらには重大な合併症を招く危険性がぐんと跳ねあがります。

「私たちは、食べたものからできている」――このことは紛れもない事実です。そして私たちは、他人が決めたものに簡単に流されがちです。

つまり、それぞれの体調や年齢、腸内環境を考えていない均質化した「押し付けごはん」を流し込み続けるのは、自分の首を絞め、命を削り続けるのと同じことなのです。

それぞれの体に合った食べものを毎日上手に取り入れるため、いちばん最初に始めるべきことは、「食べものリテラシー」の習慣を身につけることでしょう

何も難しく考えることはありません。やり方は簡単です。食事に対する正しい関心、興味を持ち、浮かんだ考えを記録していくだけです。

「流行に流されず、値段にダマされず、今の自分に必要な栄養とそれに見合った食事は何だろう?」

「今日一日、何をどのくらいずつ食べればいいのか?」

「目の前にある食べものは本当に自分に合っているのだろうか?」

「この脂質と糖分の量をとることで体にどんな影響があるだろう?」

こうして「押し付けごはん」をやめて、自分の頭で考えていくことが「食べものリテラシー」です。

食べものについて頭に浮かんだ考えを手帳や日記、スマホのメモなどに記録していき、1週間に一度、その記録を読み返すのです。そこで疑問に思ったことは本やインターネットなどで調べ、それに対する意見をさらに記録しておきましょう。

食に対する正しい関心を持つことで「押し付けごはん」から逃れる効果は絶大です。1週間やれば日常が変わり、1カ月やれば生活が変わり、1年やれば人生が変わります。この習慣は腸トレの意識を高め、さらなる健康を約束してくれるでしょう。

NG5 「菜食主義や粗食は健康によい」を疑おう

更年期以降は食事内容に要注意

これまで健康食といえば、長い間「野菜中心の食事」「肉や油を減らす」「カロリーは極力控えるべき」などとされてきました。

しかし、実際は高齢になるほどタンパク質をとる必要があることがわかってきています。

日本で百寿者（センテナリアン）がここまで増えた理由は、栄養状態がよくなり、タンパク質がしっかりと摂取できるようになったためと考えられます。

1950年代の日本では、動物性タンパク質の摂取量が少なく、主なタンパク源は米や小麦、大豆製品などの植物性食品でした。当時の動物性タンパク質の摂取量は、植物性タンパク質摂取量の約3分の1程度となっていました。

その後、動物性タンパク質の摂取量が増えてきて、1980年代になると、動物性タンパク質と植物性タンパク質の摂取比率は1対1になりました。そして同じころ、日本は世界一の長寿国として有名になりました。

桜美林大学の柴田博名誉教授は、センテナリアンの食生活を調査しています。センテナリアンの多くは、タンパク質の摂取が日本人の平均よりも多く、しかも動物性タンパク質をしっかりと摂取しているということです。

厚生労働省「国民健康・栄養調査」によると、日本人の総タンパク質摂取量に占める動物性タンパク質の割合は、1973年の調査では49・8%ですが、2017年では

52・7％でした。そして現在、センテナリアンの動物性タンパク質摂取量の割合はどんどん増えていて、柴田教授の調査によると、男性が59・6％、女性が57・6％となっています。

つまり、高齢者の健康を維持するためには、十分なタンパク質摂取が必要なのです。タンパク質摂取の度合いを調べるには、血清アルブミンの値で推定することができます。

慶應義塾大学医学部百寿総合研究センターの広瀬信義博士の研究によると、血清アルブミン値が4・2㎎／dℓであれば1年後に亡くなる人はほとんどいませんが、3・5㎎／dℓ以下になってくると、1年後に約半数が亡くなっているということです。

このように、タンパク質、特に動物性タンパク質を多くとっている人に長寿が多く、センテナリアンになっているのです。

コレステロールは悪者ではない

ではなぜ、センテナリアンには動物性タンパク質を多くとっている人が多いのでしょうか。

そのカギは「コレステロール」です。

ヒトの体は37兆個もの細胞からなっています。細胞が正常に働けるのは、それぞれの細胞が膜に包まれているからです。

細胞呼吸に必要なミトコンドリアや、寿命に関係するテロメアなど、生命を保つ大事な器官はすべて細胞膜の内側にあります。細胞膜がなければ秩序がなくなり、ヒトは人体の機能を保てなくなります。この大事な細胞膜の原料こそが、コレステロールです。

またコレステロールは、各種ホルモンが作られる原料となります。たとえば、高齢になるに伴い性ホルモンの分泌が減り更年期障害が起こってきますが、コレステロール値を保つことにより、ホルモンの分泌を促すことができます。

浜松医科大学の高田明和名誉教授は、大阪府民約1万人のコレステロール値と死亡率について調べています。2007年まで、日本では総コレステロール値が220㎎／dℓ以上の人は治療の対象とされていました。しかし、高田名誉教授の調査結果では、220を超えても死亡率に影響はなく、男性の場合、280未満まではコレステロール値が高くなるほど死亡率は下がっていました。現在は「総コレステロール値の上限は220」という数値自体が適正でないということになり、総コレステロール値そのものが診断基準から外されています。

実際センテナリアンには、コレステロール値や血圧が少し高めの人が多いのです。動物性タンパク質を多く摂取している人は、必然的にコレステロール値も高くなって、長寿となっているわけです。

「卵は1日1個まで」のウソ

コレステロールはご存じのとおり、「善玉」と「悪玉」に分けられていますが、そもそもこの名称がコレステロールの誤解を生むもとになっているのです。

善玉コレステロールとは、正しくはHDLコレステロールといい、体内に蓄積したコレステロールを排出し、動脈硬化を予防する働きがあります。

悪玉コレステロールはLDLコレステロールが正式な名称で、コレステロールを体内に供給する役割がありますが、増えすぎると血管に溜まります。これが動脈硬化の原因だと一般にいわれています。

動脈硬化とは、コレステロールや中性脂肪などの脂質が動脈に溜まり、動脈を硬くしたり血管内壁を狭めたりする症状です。この症状が進めば血管はもろくなり、詰まりやすくなって、心筋梗塞や脳卒中の直接的な原因となります。そのためコレステロールは、そのとりすぎが問題視されるのです。

しかし、ここでは大事なことが見落とされています。ＬＤＬコレステロールが悪玉と化すのは、活性酸素と結びついたときです。ＬＤＬコレステロール自体が悪さをするわけではないのです。活性酸素と結びつくことで、ＬＤＬコレステロールや中性脂肪は過酸化脂質に変性します。この過酸化脂質こそが本当の悪玉なのであり、血管を傷つけ、ボロボロにするのです。

こうしたことを無視して、「肉や卵を食べるとコレステロールが上がって、心筋梗塞や脳卒中になる」という短絡的な説がまことしやかにささやかれていたのです。

近年では、「コレステロール値が高めのほうが死亡率が低い」という大規模な研究や、「コレステロールを下げる薬を服用しても、心臓病予防効果は見られない」という報告が次々発表されています。日本脂質栄養学会もついに「コレステロール値は高めのほうが長生きする」との指針をまとめています。

肉は脂身が多いからちょっと苦手、という方は、良質のタンパク質摂取のために、卵を食べましょう。卵にはビタミンＤやミネラル、また抗酸化物質であるルテインも含まれていて、とても優秀な栄養食品です。

「卵は1日1個まで」と昔はよくいわれていましたが、先のコレステロールの話からもわかるように、成長過程にある子どもや低栄養になりがちな高齢者は、もっと食べても大丈夫です。

NG6 50歳を過ぎたら、炭水化物に気をつけよう

私たちの体を作る細胞は、ハイブリッドエンジンである

ここからは特に50代以上のビジネスマンの方にお聞きいただきたい情報です。

われわれは、若いころの食習慣や生活習慣を一生涯続けていくことはできません。どこかで年齢相応のものに見直して実践していく必要があるのです。男性にとって、大きな区切りとなるのが50歳ではないかと私は考えています。

私たちの体を作っている細胞には、2種類のエネルギー生成系があります。エンジンにたとえるとすれば、それは「解糖エンジン」と「ミトコンドリアエンジン」です。

私たちの祖先となる生物は、無酸素と低温の環境で生きていた単細胞生物です。地球が強力な放射線にさらされている過酷な環境の中で作りだされたのが「解糖エンジン」です。

解糖エンジンは糖質を利用する化学反応によるエネルギー生成系で、必要に応じて瞬発的にエネルギーを生み出せます。ですから解糖エンジンは「低酸素」「低温」「高糖質」の環境でよく作動します。

若くて活動的なときには、瞬発力に長けた解糖エンジンがよく働きます。

対して「ミトコンドリアエンジン」は、地球上に酸素が増加したときに出現しました。本来は酸化の原因であり毒となる酸素を利用できる生物の「アルファ・プロテオ細菌」を生物の細胞の中に取り込み、やがて私たちの健康を支配するもっとも重要な器官となりました。生体にとって毒であるはずの酸素を利用して、体内で利用できるエネルギーをたくさん生み出してくれるからです。

このミトコンドリアエンジンは解糖エンジンと違って持続力に長け、エネルギー生成の効率もよく、「高酸素」「高温」「低糖質」の環境でよく作動します。

つまりこれらのエネルギー生成系は、若くて活動が活発なときは解糖エンジンをメインとして働かせるのがよいのですが、歳とともに活動量や代謝量が低くなるにつれて、ミトコンドリアエンジンをメインとして働かせるのが理に適っているのです。

糖質を必要以上にとっていると解糖エンジンばかりが働いてしまい、体は糖質を執拗に欲するようになります。使われないミトコンドリアエンジンの数はどんどん減り、過剰な糖質は脂肪となり、結果的に太ったり、細胞の老化を招いてしまいます。

このミトコンドリアは、私たち人間の体細胞1個当たりに約2000〜5000個あるとされています。年齢が上がるほどミトコンドリアエンジンを活性化させなければならないのは、効率のよいエネルギー産生を促すことによって、若さを保ち、老化を抑え、活力ある生き方をするためのカギとなるからです。

ですから、40歳を過ぎるくらいからは解糖エンジンの材料となる糖質の摂取を少しずつ減らしていき、50歳ではなるべく摂取を避けるようにして、持続力のあるミトコンドリアエンジンをメインで動かすのがよいのです。

これが、50歳を過ぎたら炭水化物を控えるべき最大の理由です。

更年期以降は体細胞の使い方が健康のカギ

50歳前後の更年期になっても糖質の多い食生活を続けていると問題が起きてきます。

更年期になると、体細胞が衰えたりホルモンの分泌量が減ったりして、代謝の力は少しずつ落ちていきます。活発な若いときは、解糖エンジンが血中の糖を使って素早くエネルギーに換えていましたが、歳とともに糖を上手に消費できなくなってくるのです。

それなのに、活動量の多かった若いころと同じように糖質を含む食事をたっぷりとっていると、消費しきれなかった糖によって血糖値がどんどん上がっていきます。こうして常に高血糖の状態にあることで糖尿病になる可能性も高くなります。「いくら食べても大丈夫」などと平気でいられるのも若さによるものだったかもしれないのです。

さらに、高血糖状態が続くことで糖化と呼ばれる現象が起こり、多くの病気が起こってくるのは前述したとおりです。

それに対してミトコンドリアエンジンは、解糖エンジンよりも反応は遅いのですが、酸素を利用して効率的に大きなエネルギーを産生できます。

また体内のブドウ糖が減ることで、肝臓のミトコンドリアでは脂肪酸を基に「ケトン体」という物質が作られます。

脳のエネルギー源となるのは、長いあいだ糖質のみとされてきましたが、実際はこのケトン体もブドウ糖の代替エネルギーとして利用できます。ケトン体がミトコンドリア内で作られるためには、ある程度糖質摂取を減らすことが不可欠なのです。したがって、糖質制限はダイエットと血糖値改善には、効果てきめんです。

そしてひとたびケトン体が作られるようになると、エネルギー源として活用されるのみならず、体を炎症から保護する働きまでしてくれるのです（次章でも詳述）。

ケトン体が作られる体質にすることで、ダイエット、糖尿病予防はもとより、がん予防や認知症予防にも効果が期待できるというわけです。

善と悪の顔をあわせ持つ活性酸素

解糖エンジンよりも効率がよく、エネルギー産生に優れているミトコンドリアエンジンですが、この素晴らしいエンジンは生物に死や病気をもたらすきっかけとなりました。

ミトコンドリアを持つ細胞は寿命になると、アポトーシスという自殺のプログラムが働き、古い細胞が新しい細胞と入れ替わる新陳代謝が行なわれます。器官によって新陳代謝の頻度差はありますが、アポトーシスは人間が生きるためにはなくてはならない死です。

このアポトーシスには、ミトコンドリアが出す活性酸素が重要な役割をしています。活性酸素は細胞には毒となりますが、古くなった細胞やがん細胞を死滅させるように促す役目も持っているのです。

ミトコンドリアの働きが何らかの原因で抑制された場合、がん細胞にとっては有利な状況となります。アポトーシスをしなくなったがん細胞は、制御のきかない遺伝子の働きによって、自分勝手にどんどん増殖して転移していくのです。

つまり、がん細胞が発生してもアポトーシスがきちんと作用していれば、がん細胞は増殖できずに死滅していくので、生命を脅かす存在になるまで成長しないということになります。

つまり、細胞の老化やがん化、細胞死は、ミトコンドリアの働きが運命を握っています。私たちが常にミトコンドリアを増やす努力をし、活性化させておかなくてはならないのはこの理由からなのです。

Chapter 3

藤田式「最強の腸トレ」メソッド\10/

不健康による損失は生涯でどれくらいか？

２０１９年６月、金融庁が「夫婦世帯の老後の生活収支で月額約５万円が不足することになり、30年間で約２０００万円の金融資産が必要となる」という報告書を出し、〝炎上〟する騒ぎとなりました。

この是非はおくとして、実際に老後に多額のお金がかかるというのは間違いなく事実でしょう。

左のグラフをご覧ください。これは厚生労働省が毎年算出している生涯医療費で、１人の人が生涯で必要とする平均医療費がどの程度かを推計したものです。

このグラフを見てすぐにわかることは、生涯医療費が２７００万円かかるうち、半分以上が70歳以降に使われているということです。つまり、70歳以降から急激に病院にかかるような病気が増えているのです。

医療費だけでもこれくらいの額が必要になるのです。

老後の生活を考えれば、なるべく病気にならないような体を準備しておくことが、最大の資産防衛という見方もできます。

生涯医療費（男女計）（平成27年度推計）

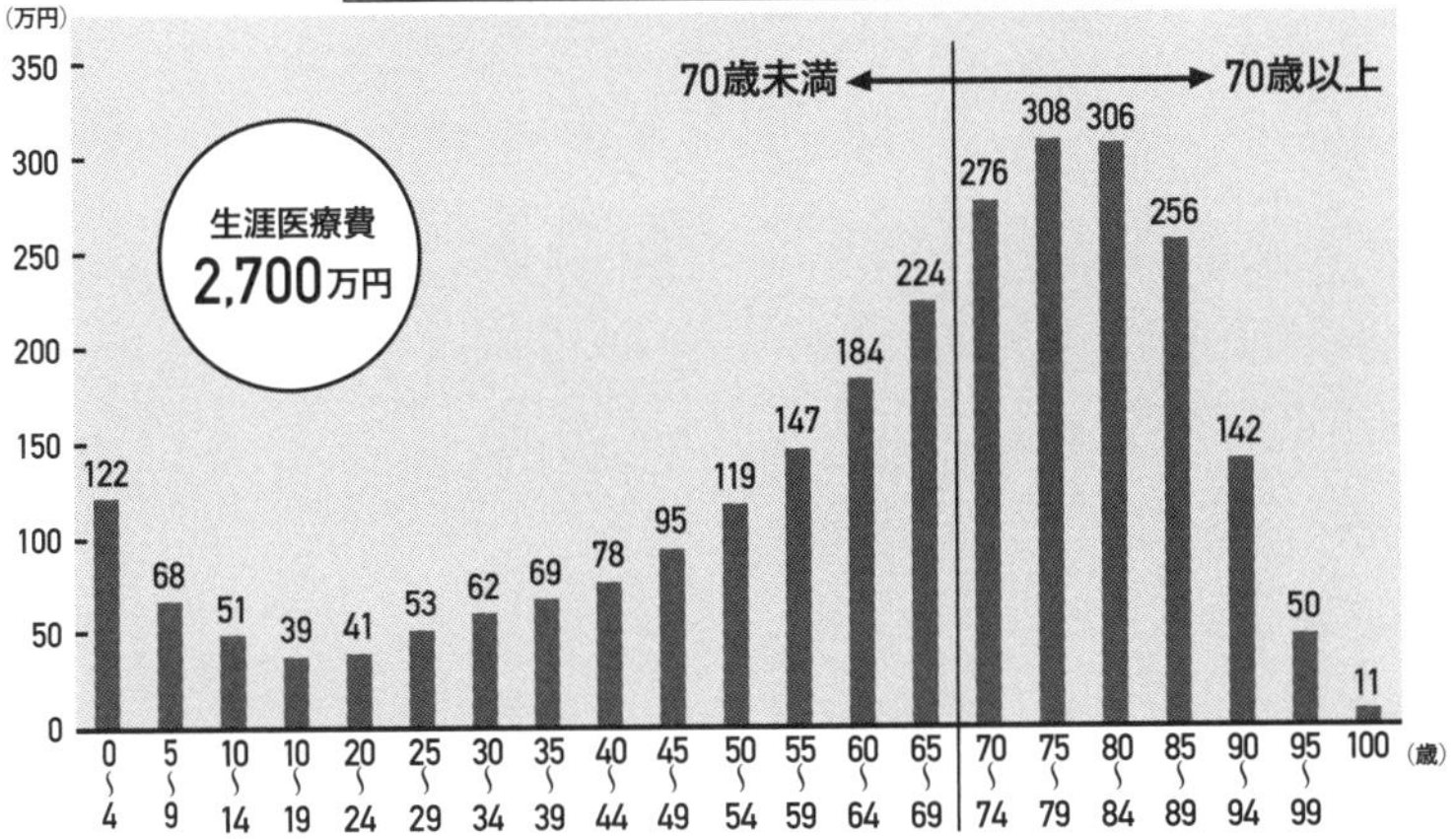

（注）平成27年度の年齢階級別一人当たり国民医療費をもとに、平成27年完全生命表による定常人口を適用して推計。

70歳までの時点で健康な体を保つ習慣ができあがっていれば、それ以降も元気に過ごせる確率はぐんと高まります。

これから、現役世代の方にはパフォーマンスを向上させていきいきと働くための、また老後を見据えた方には医療費や介護費を削減し、老後を謳歌するための、いくつかの腸トレメソッドをご紹介していくことにしましょう。

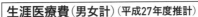

場当たり的健康法は無意味

私の知人に「健康な老後に備えて」と言いながら、毎年しっかりと健康診断を受けている人がいます。あるとき、その友人と一緒に夕食をすることになったのですが、ふだんはよく飲み、よく食べる彼が出された料理にほとんど手をつけません。体調でも悪いのかと思い、どうしたのか尋ねたところ、「明日が健康診断なんです」と言うのです。

聞いてみると、健康診断の前の日には禁酒し、脂っこいものを避け、野菜を多くとって早寝するのだと言います。ふだんは不摂生な生活をしているにもかかわらず、健康診断の前日だけは節制するというわけです。50代半ばの彼は「このやり方で何度も健康診断を乗り切っています」と豪語していましたが、そんなことができるのも若いうちだけでしょう。

年に一度はじき出される数字のためだけの場当たり的な健康法では、まったく意味がありません。みなさんの中には、健康診断の前日だけ、禁酒、禁煙、食べすぎに気をつけているなんて人はいないでしょうが、目先でなく、長い目で見た戦略を練らないといけないのです。

後悔は先に立ちません。今すぐに行動をするかしないかで、現在のパフォーマンスだけでなく、将来の幸福度までもが大きく変わってきます。

私自身が腸トレによってよみがえった

ここまで何度も述べてきましたが、人体の免疫力の7割は腸が担っています。腸内環境の良し悪しが、肥満や糖尿病をはじめとした生活習慣病の発症にも深く関係しています。

また、「腸脳相関」により、精神の安定や直感力、判断力、さらにはうつ病や認知症の予防まで、腸の健康状態が脳に直接大きな影響を与えるのも述べたとおりです。

つまり腸を鍛えることは、体全体を健康にして充実した人生を謳歌することに直結するのです。

私は今年で80歳になります。後期高齢者になってずいぶん経つ私が、毎日元気に仕事ができているのは、この「腸トレ」の賜物だと思っています。

内閣府が毎年公表している『高齢社会白書』からは、わが国の高齢社会についてのさまざまな現状がみえてきます。

平成29年版の同書中に、全国の60歳以上の男女を対象とした「高齢者の暮らし～経済や生活環境に関する意識」という調査報告があります。

「今よりもっと活躍するために、60代になる前からやっておけばよかったと思うことは何か？」という質問があり、男女とも20％前後の人が「健康維持のための食生活への配慮や体力づくりのための運動」と答えています。

私も、若い頃からの不摂生がたたって糖尿病を患ってしまいましたが、その後の腸を中心とした健康生活を心がけたおかげで、現在の健康状態があると思っています。

「腸トレ」は、薬剤や美容整形のような即効性はあまり感じないかもしれません。加えて毎日の繰り返しが必要であり、非常に地味なトレーニングです。

しかし、腸内環境と知的活動や健康とが密接に関わっているエビデンスがはっきりしている今、誰もが生活の中で実践できるこの知識を活用しない手はありません。

ここでは、私が今までに実践してきたさまざまな「腸トレ」メソッドのうち、特に重要な10項目をご紹介したいと思います。

もちろんすべて実行できれば最高ですが、自身の体調に見合った腸トレのいくつかを組み合わせて試してみるだけでもよいと思います。

現状からレベルアップしたいビジネスマンのみなさんはもちろん、そろそろ健康に不安が出てきたと感じている方にも、この選りすぐりの「腸トレ」を習慣にしていただき、長い人生を楽しんでほしいと願います。

腸トレ1

発酵食品には、賢いとり方がある

「発酵」と「腐敗」の違いとは？

唐突ですが、問題です。「発酵」と「腐敗」の違いは何でしょう？

この答えはズバリ人間に有益で美味しければ「発酵」、そうでなければ「腐敗」です。「発酵」か「腐敗」かは、私たちの価値観によって決定されているのです。

両方とも微生物の働きによって食品成分を分解した状態ではあるわけですが、たとえば「納豆」と「腐った豆」とを分けるものは人間の価値観だけです。微生物の種類や食品中の成分で決定される現象ではないのです。逆にいえば、この2つは人間にとっての価値観以外になんの違いもないものなのです。

以前、海外からの留学生と一緒に朝食をとる機会がありました。朝食に納豆が出たので勧めたところ、断固食べることを拒否されました。納豆を美味しそうに食べる私の姿を見て、「この臭いは腐っているのでは……？」と、たいへん驚かれたことを思い出します。同様に臭いの強い「くさや」や「ふなずし」なども、好きな人にとっては美味しい発酵食品ですが、嫌いな人にとっては腐った食べものともいえます。

発酵食品のさまざまなメリット

このように人間の価値観に大きく左右される発酵食品ですが、私たちが発酵食品を有益だと考えるのには、以下のような理由があります。

①**保存性の向上**：人に有益な微生物が増殖することで他の腐敗菌の繁殖を抑え、保存性がよくなる。

②**独特の風味とうまみ**：微生物が食材中の糖やタンパク質を分解発酵させ、うまみ成分（アミノ酸、核酸など）を作る。微生物そのもののうまみも重なり、深みのある独特の風味を生む。

③栄養価が上がる：微生物が分解発酵する過程で産生される酵素の作用により、多種類の栄養成分を生み出す。ビタミン、ミネラル、酵素など、体の調子を整える成分が菌体から分泌される。

④消化吸収がよくなる：微生物が産生する酵素の働きにより、食材中のタンパク質や糖がペプチド、アミノ酸、二糖類、ブドウ糖などの小分子に分解され、消化、吸収、排泄が促される。

⑤免疫力が上がる：腸内細菌の種類が多い（多様性が高い）ほど、菌の活動性が増す。発酵食品を食べることで善玉菌と日和見菌が腸内に増え、免疫力が高まる。また、乳酸菌は腸内の悪玉菌の繁殖を抑えて善玉菌の働きを高め、腸内環境を整える効果がある。

発酵食品にはこのようにさまざまなメリットがあります。

医学や科学が発達していないはるか昔から、発酵食品が体によくて役立つということが体験的に伝えられてきたのにはきちんとした理由があったのです。

プロバイオティクスとプレバイオティクス

そして、これらの発酵食品にはとり方のコツがあります。

それは多種類を毎日少しずつ食べることです。2章で解説したように1種類だけを大量にとりすぎるのはよくありません。味噌汁と納豆、ピクルスとチーズなど、毎食の献立に一品か二品の発酵食品を少量ずつ組み合わせて取り入れましょう。

さらにお伝えしたいポイントがあります。「プロバイオティクス」と「プレバイオティクス」をあわせてとっていただきたいのです。

プロバイオティクスは、人体によい影響を与える細菌のことです。そしてプレバイオティクスは、腸内細菌のエサとなって増殖を促す働きのある食物繊維やオリゴ糖を含んだ食品のことです。

これらを一緒にとることで、腸内フローラの多様性と数が増し、さらに効果が上がります。

私が特におすすめする毎日とりたい発酵食品は「豆味噌」です。これこそ、豆味噌自体がプロバイオティクスであり、原料である大豆に含まれる不溶性の食物繊維は、大腸

「プロバイオティクス」と「プレバイオティクス」

○プロバイオティクス

乳酸菌やビフィズス菌などの善玉菌が含まれる食品

ヨーグルト　ケフィア　味噌　酒粕　納豆　漬け物　キムチ　テンペ

ザワークラウト　ピクルス

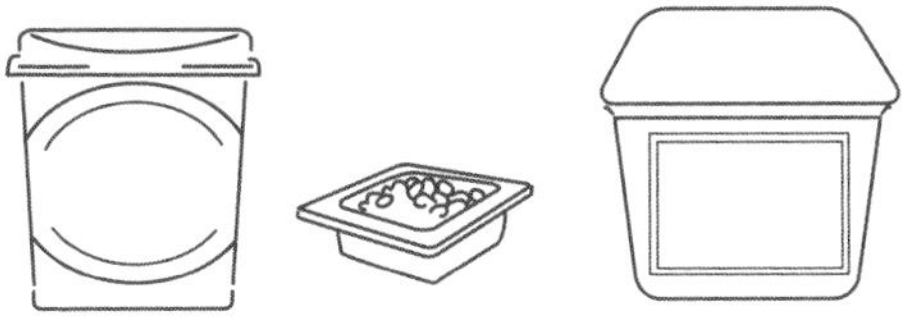

○プレバイオティクス

腸内細菌のエサになる食物繊維やオリゴ糖が豊富な食品

タマネギ　キャベツ　ブロッコリー　オクラ　きのこ類　豆類

こんにゃく　海藻類　イモ類　果物

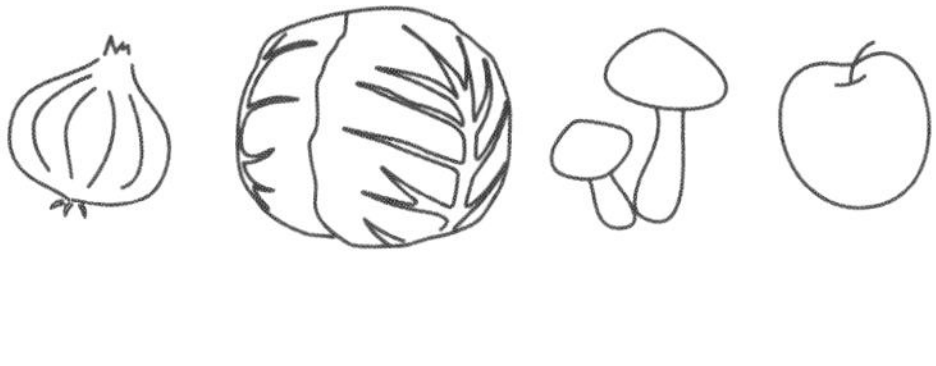

がんの原因となる有害物質や余分な脂質の排泄にも役立つプレバイオティクスです。味噌を購入するときは天然醸造のものを選び、原材料表示に「酒精」や「だし」「調味料」などが書かれていない、自然発酵のものを選びましょう。

できる男の腸トレ・実践❶

➡ 献立にプロバイオティクスとプレバイオティクスをミックスしよう

腸トレ2

活性酸素を避け、抗酸化習慣を身につけよう

活性酸素を無害化するシステム

「酸化」は細胞へ強力なダメージを与える現象です。特に活性酸素がその元凶となっていて、がん、糖尿病、動脈硬化、さらにはアルツハイマー型認知症から、シワやシミま

で人体にさまざまな悪さをすることは前に述べました。

活性酸素は、私たちの体が呼吸で酸素を利用する以上、産生をとめることはできません。それにもかかわらず私たちが元気で過ごしていられるのは、私たちの体に活性酸素を無害化するシステムが備わっているからです。

ただし、私たちの体に備わっている活性酸素を無害化するシステムは、年齢とともに働きが衰えてきます。そこで私たちにできることは、日頃から活性酸素を発生させる生活習慣を避け、抗酸化物質の働きを促す生活習慣を行なうことです。

まずは、活性酸素が過剰に発生する原因をなるべく避けることが基本になります。

①長時間の紫外線暴露
②大気汚染
③喫煙、過剰な飲酒
④暴食、脂質のとりすぎ
⑤酸化された食物や食品添加物の摂取
⑥虚血やストレス
⑦激しい運動のしすぎ

などに気をつけましょう。もし、思い当たるふしがあるようでしたら、この中から1つでも2つでも減らしてみましょう。

抗酸化物質を食物からとろう

続いて抗酸化物質のとり方です。抗酸化物質が体内にあれば、活性酸素と化学反応し、余分な活性酸素を消去してくれます。

抗酸化物質にはいくつか種類があり、「活性酸素の発生を抑えるもの」「酸化力を抑えるもの」「障害を修復するもの」というように、それぞれの食品で有効な作用は異なります。したがって、多種類の抗酸化食品を取り入れることが重要です。

次ページに抗酸化力のある食品をまとめました。多種類を少しずつ、色、香り、味が違うものを組み合わせ、毎日の食事に取り入れるようにしましょう。

これらが面倒なので、抗酸化物質のサプリメントをとればいいのでは、と思う方もいるかもしれません。実際に「抗酸化」を謳ったビタミン剤などのサプリメントが売られています。

しかし、多くの臨床試験では、その実質的な効果がほとんど証明されていないばかり

抗酸化物質のとれる食品一覧

①抗酸化酵素を作る良質なタンパク質食材

卵、肉類、魚類、豆類、乳製品など、
できるだけ新鮮なものを。

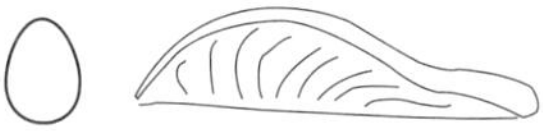

②抗酸化酵素が働くときの補助物質を補ったり、細胞の新生を促す食材

- ミネラル（亜鉛、マンガン、銅、セレン、マンガン、鉄、マグネシウム）
- ビタミン類（ビタミンC、ビタミンE、ビタミンB2、葉酸、β-カロテンなど）

牛肉、牛レバー、豚肉、ラム肉、カキ、ウナギ、イワシの丸干し、シラス干し、干しエビ、ホタルイカ、ホタテ、イイダコ、モロヘイヤ、春菊、ホウレンソウ、小松菜、ニンジン、カボチャ、ショウガ、ココア、カシューナッツ、栗、ヘーゼルナッツ、松の実、アーモンド、落花生、干し柿など

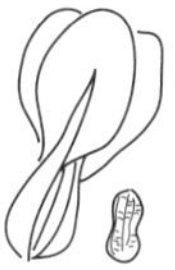

③過剰な活性酸素の発生を抑え、消去する食材

- 野菜や果物のフィトケミカル、β-カロテン、ビタミンE、ビタミンC

トマト、レタス、ブロッコリー、タマネギ、パパイヤ、マンゴー、レモン、ブルーベリー、ニンニク、スイカ、パセリ、トウモロコシなど

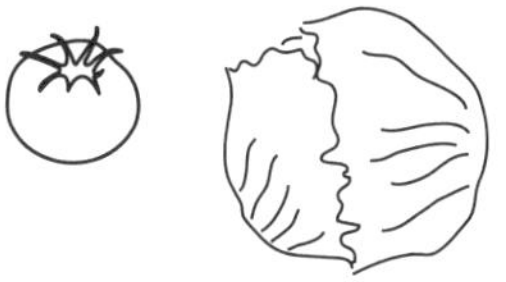

か、体に悪影響を与えてしまうという報告もあります。こうしたものはインチキか、穏当にいえば気休めにすぎないことを覚えておいてください。食物に微量含まれている複雑な抗酸化物質のほうが、ずっと安全で効果があるのです。

また、前述した味噌も抗酸化力がたいへん高いことが知られていますので、積極的にとりましょう。

日々実践するためには、ここで紹介した食材を味噌汁に入れてしまうのがもっとも手軽な方法です。

味噌汁は「御御御付《おみおつけ》」とも書きます。私たちの健康を守ってくれる毎日の重要な献立として、伝統的に尊重され、現代にまで伝えられてきたのです。

1日1食、〝御御御付けパワー〟を取り入れてみてください。

できる男の腸トレ・実践❷

➡ 1日1食、抗酸化物質のとれる食材入りの味噌汁をとろう

腸トレ3

万能薬「短鎖脂肪酸」をどんどん作りましょう

健康維持に必須な短鎖脂肪酸

私たちの腸には、２００種類、１００兆個以上もの細菌が棲んでいて、全身の健康に深く関わっています。

腸内細菌は私たちに有用なたくさんの働きをしてくれていますが、その中の重要なひとつが食物の分解です。この働きにより、私たちの消化吸収がスムーズに行なわれるようになります。

腸内細菌は消化吸収だけでなく、さらに素晴らしいこともしています。それは、食物繊維を分解する過程で「短鎖脂肪酸」を産生することです。

短鎖脂肪酸は、人体にいろいろなよい役割を果たしていることがわかっています。それらをまとめると次のとおりです。

▼腸のバリア機能を高め、食中毒、炎症、食物アレルギー、動脈硬化、がんなどの病気を防ぐ
▼腸のぜん動運動を促進する
▼腸管の活動エネルギー源となる
▼腸上皮細胞の新陳代謝を促す
▼短鎖脂肪酸ができる過程で腸内細菌から水素が発生し、活性酸素を中和する
▼脂肪の蓄積を減らし、全身の代謝を活発にして肥満を防ぐ
▼糖尿病を直接的に改善するホルモン「インクレチン」を増やす
▼アレルギー反応を抑える白血球「Tレグ細胞」を増やす
▼脳内伝達物質であるセロトニンの分泌を促す

これらを見てもわかるように、「短鎖脂肪酸」は私たちの健康維持に必須であり、まるで万能薬のような働きをしてくれているのです。

たとえば、認知症を発症していない高齢者は、腸内のバクテロイデス属菌（短鎖脂肪

酸を作る腸内細菌）が多いことなどが科学的にも実証されています。

短鎖脂肪酸を作るのは1種類の細菌ではなく、野菜などの食物繊維を好む細菌群のチームワークによる仕事だということがわかっています。つまり、腸内フローラ全体の力が重要であるということです。

腸内細菌にたっぷりとエサを与えよう

腸内細菌に効率よく短鎖脂肪酸を作ってもらうには、プレバイオティクスとなる「水溶性食物繊維」の摂取が必要です。腸内細菌はこれをエサにして増えながら、短鎖脂肪酸を産生します。

また、人体内での短鎖脂肪酸で代表的なものには、お酢の成分である「酢酸《さくさん》」、バターやチーズなどに含まれる「酪酸《らくさん》」や「カプロン酸」などの種類があります。その中でも、私たちが日常の食品でとりやすいものが「酢酸」です。

そこで、私がみなさんにおすすめする腸トレは、「酢タマネギ」の作り置きです。

酢の酸っぱい味は、酢酸やクエン酸をはじめとする多種類の有機酸です。クエン酸には、カルシウムやマグネシウムなど体内に吸収されづらいミネラルと結びつき、吸収さ

レシピ

\ 腸トレ流 /
酢タマネギの作り方

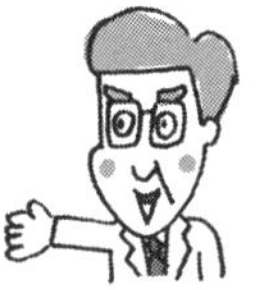

1

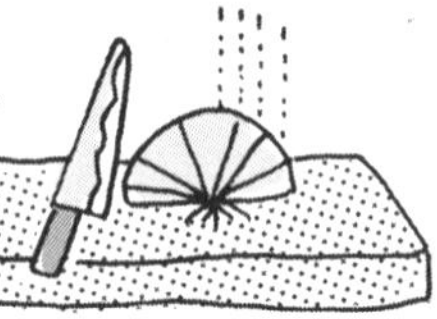

タマネギをスライスもしくはみじん切りにする。

2

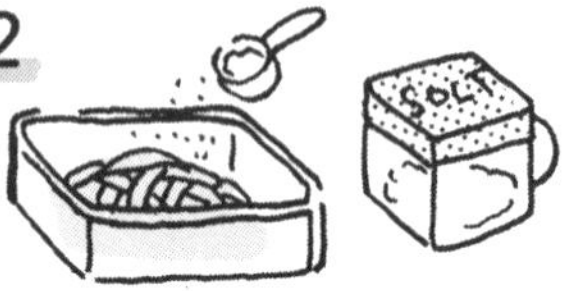

軽く塩をふる。

3

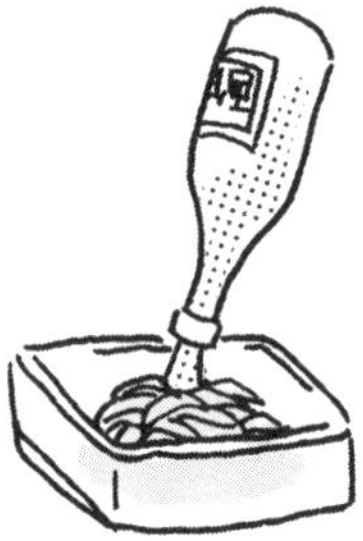

タマネギがしんなりしたらひたひたの酢を加える。
好みでハチミツを入れてもOK!!

4

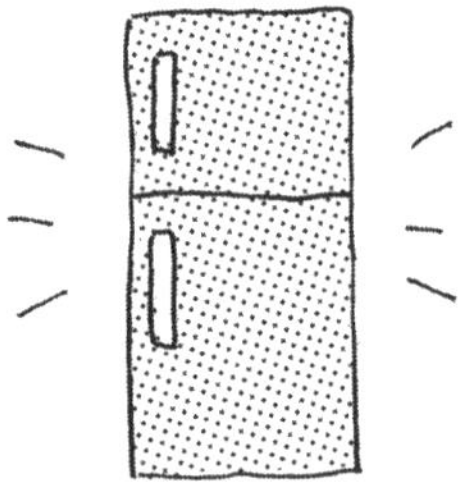

冷蔵庫に入れて
5日目が食べごろ。

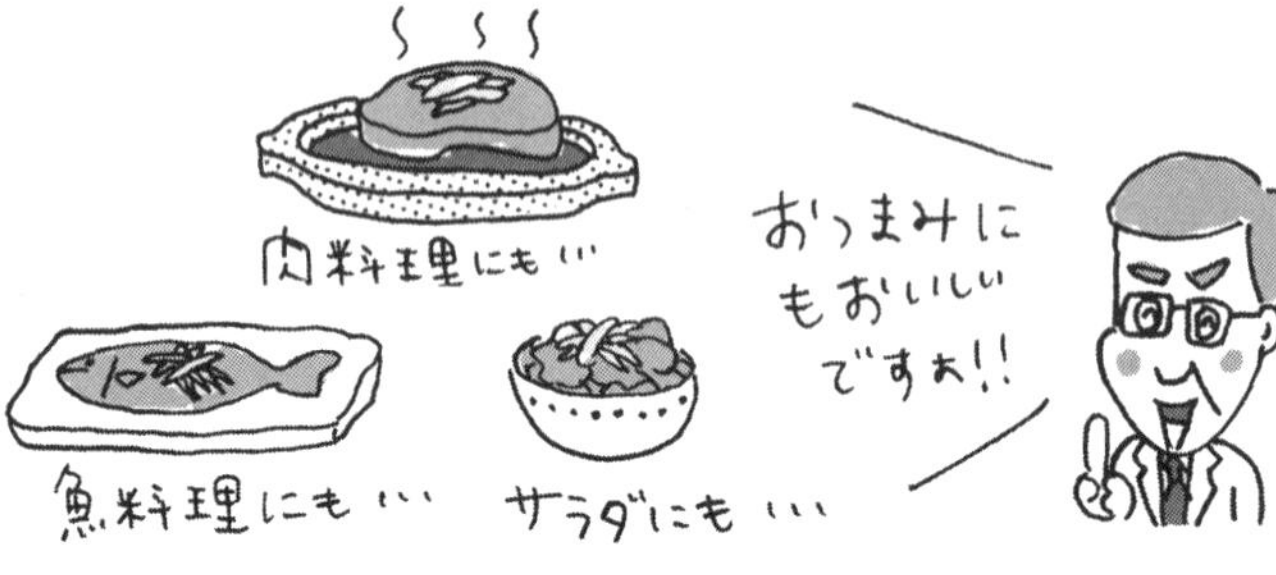
肉料理にもいい
魚料理にもいい
サラダにもいい
おつまみにもおいしいですね!!

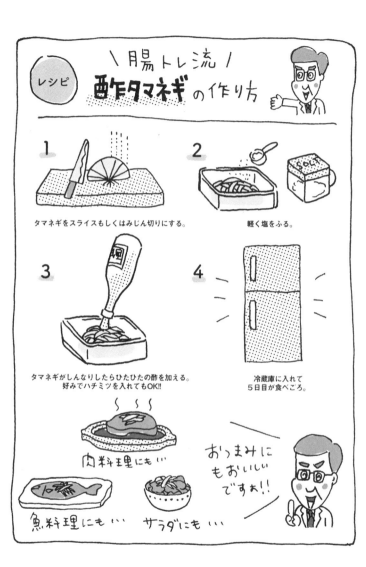

れやすい形に変える作用もあります。

タマネギは食物繊維を多く含んでいて、甘みの成分である「フラクトオリゴ糖」が多量に含まれています。オリゴ糖は体によい働きをする善玉菌（ビフィズス菌など）のエサとなり、食物繊維をどんどん分解してどんどん短鎖脂肪酸を作ります。

また、タマネギに酢が加わることで、腸のぜん動運動が活発になったり、代謝がよくなったり、血糖値や血圧の上昇を抑えたりと、よい効果がさらにプラスされます。

酢タマネギは、毎日50グラムほどを料理の付け合わせにしていただきましょう。洋食、和食、中華、いろいろな料理に合いますので、美味しく食べながら健康を手に入れましょう。

できる男の腸トレ・実践❸

⬇

酢タマネギを料理の付け合わせに

腸トレ4

必要な油と、不要な油を理解しよう

オメガ3系とオメガ6系の理想的な摂取量

油脂といえば、「体に悪くて太る原因になる」「血液がドロドロになる」「なるべく摂取を避ける」というイメージが先行してしまいますが、慢性炎症を防いだり、老化や病気を遠ざけるためには、油の上手な摂取が必須です。

「あぶら」とひとくちにいってもたいへん多くの種類があり、それぞれ性質や味、健康への影響が違います。油脂の性質と種類をまとめてみました。

このうちオメガ6系とオメガ3系は必須脂肪酸であり、人の体では合成できないので、食べものなどから摂取することが必要です。

いま問題になっているのは、体内で合成できない必須脂肪酸のうち、オメガ6系の摂

油脂の性質と種類

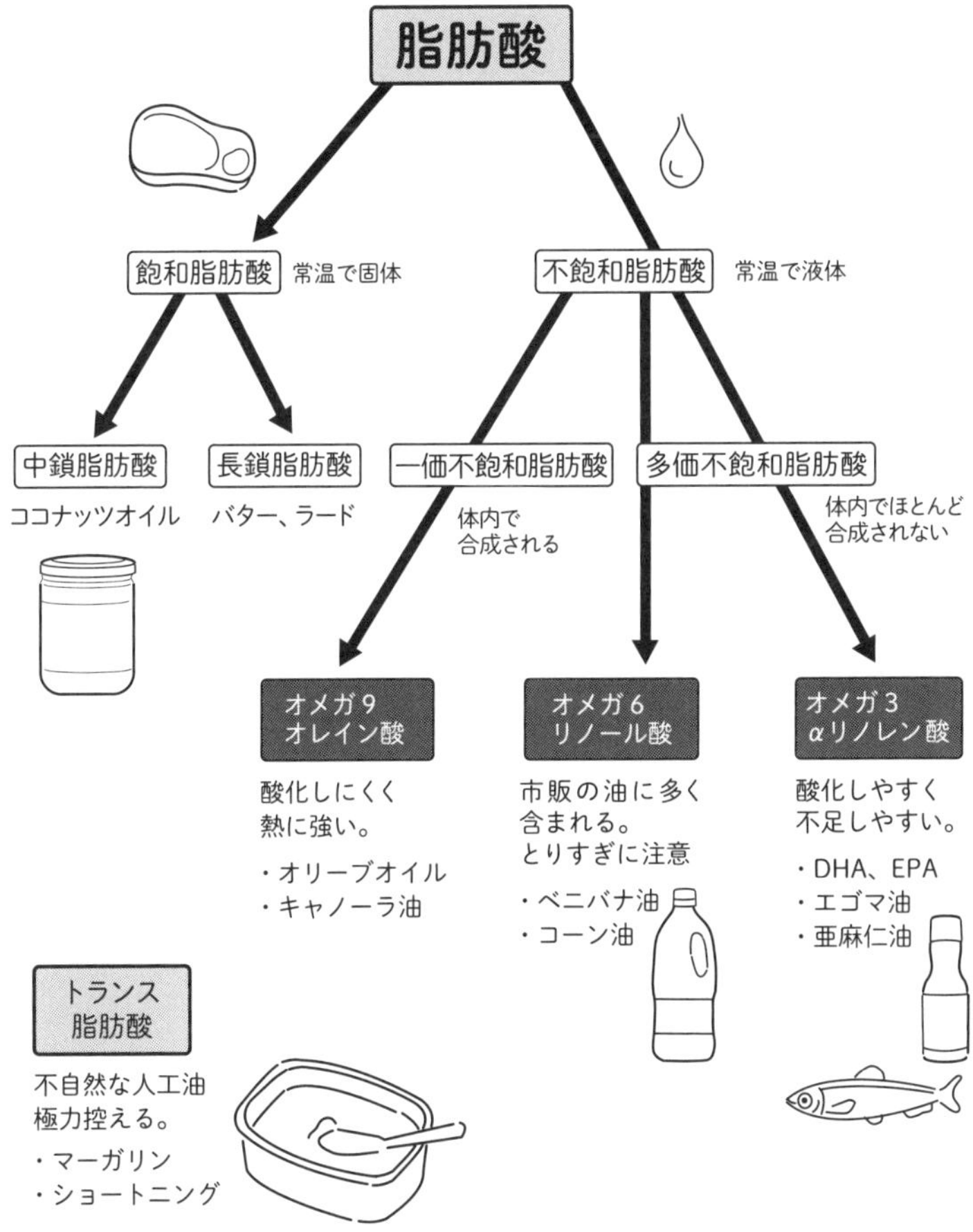
脂肪酸
飽和脂肪酸
常温で固体
不飽和脂肪酸
常温で液体
中鎖脂肪酸
ココナッツオイル
長鎖脂肪酸
バター、ラード
一価不飽和脂肪酸
体内で
合成される
多価不飽和脂肪酸
体内でほとんど
合成されない
オメガ9
オレイン酸
酸化しにくく
熱に強い。
・オリーブオイル
・キャノーラ油
オメガ6
リノール酸
市販の油に多く
含まれる。
とりすぎに注意
・ベニバナ油
・コーン油
オメガ3
αリノレン酸
酸化しやすく
不足しやすい。
・DHA、EPA
・エゴマ油
・亜麻仁油
トランス
脂肪酸
不自然な人工油
極力控える。
・マーガリン
・ショートニング

取量が増加傾向にあって、オメガ3系は減少傾向にあることです。

オメガ3系とオメガ6系の理想的な摂取量は1対1から1対4とされていますが、現代人の食事は1対10から1対30になりやすいといわれています。つまり、私たちの食が急激に欧米化して脂質過多になっているのです。

オメガ3系とオメガ6系の摂取バランスが崩れることで、アレルギーや炎症性腸疾患などの慢性炎症が起こりやすくなります。

フランスで行なわれたある研究では、オメガ3系脂肪酸が胎児期から慢性的に欠乏しているマウスでは抑うつ行動が生じ、脳神経細胞の増殖が抑制されたとの報告がありま す。

また、うつ病患者にはオメガ6系脂肪酸から生成されるロイコトリエンやプロスタグランジンという炎症性物質の値が高いという報告があります。

私たちの食生活を振り返ってみると、手軽に食べているパンやスナック菓子、ファストフードなどの加工食品は、ほとんどオメガ9系とオメガ6系の脂肪酸でできています。

現代人に不足しているのはオメガ3系であることは間違いなく、自分が食べているものにどんな油が含まれているかを考え、摂取量のバランスに注意する必要があるのです。

特に気をつけたい「トランス脂肪酸」

そしてもうひとつ、私たちが口にする油で特に気をつけたいものがあります。それは「トランス脂肪酸」です。トランス脂肪酸の多くは油に水素添加して人工的に作られた脂肪酸であり、自然界では分解されない物質です。脂肪を研究している科学者たちは、油に水素添加することを「オイルをプラスチック化する」と言いますが、言い得て妙な表現です。

私たちのまわりには、トランス脂肪酸を多く含む食品があふれています。インスタント麺、スナック菓子、菓子パンなど、安価な食べものに多く使われています。なぜなら、トランス脂肪酸の油は人工的に安く大量生産できるからです。

トランス脂肪酸は体内に入ってきても必須脂肪酸としての役割は果たさず、細胞膜の構造や働きに不具合を生じさせます。特に最も強く影響を受けるのは、脳だと考えられています。

また、トランス脂肪酸が大腸がんのリスク要因になるという研究もあり、腸にも直接悪影響を与える可能性のあることがわかっています。腸にとっても困った存在なのです。

脳を構成する脂質にはオメガ3系脂肪酸が欠かせませんが、オメガ3系が不足している場合にはやむをえずトランス脂肪酸が脳の構成材料として代用されます。しかし、トランス脂肪酸は必須脂肪酸の役割を果たせないため、脳の細胞膜が不安定になって脳の伝達機能が衰えてしまうのです。

アメリカや韓国などでは、トランス脂肪酸が含まれる食品に表示義務があります。ところが日本には表示義務がありません。どれにどのくらい入っているかがわからないのです。それゆえ、ポテトチップやアイスクリーム、菓子パンが大好きで日常的に口にしている人々の摂取量は、基準値を超過する可能性が十分にあります。

つまり、現状では私たちが自主的にトランス脂肪酸の摂取を規制するしかありません。健康や仕事上でのパフォーマンスの発揮を考えると、安価なファストフード、スナック菓子などを常食するのは、長い目で見ればコスト高になってしまうでしょう。仕事中の気分転換にごくたまに少しつまむくらいにとどめておくべきです。

油をとるときの注意点

油のとり方について留意していただきたいのが次の6点です。

①オメガ3系脂肪酸を積極的にとる

新鮮な魚を使った和食や地中海料理などにエゴマ油や亜麻仁油を生のままかけることで、効果的な摂取ができます。私はお刺身を醤油ではなく、少量の塩と亜麻仁油でいただくのがお気に入りです。

②オメガ6系とオメガ3系は、4対1の摂取バランスを目指す

両者の摂取バランスを整えることで体内の炎症を抑え、さまざまな病気を予防します。

③オメガ3系脂肪酸は熱で酸化しやすいため、加熱調理をする際はオメガ9系のエクストラバージンオリーブオイルを使う

エクストラバージンオリーブオイルには、抗酸化作用のあるポリフェノールが含まれています。また、大切な栄養素が失われないためにも、購入の際は低温圧搾で絞られた遮光瓶入りのものを選びましょう。

④サラダ油やゴマ油もできるだけ控える

これらはオメガ6系の代表的な油で、あらゆる食べものに含まれているために過剰摂取になりがちです。

⑤古い酸化した油を摂取しないように気をつける

油は光や熱、酸素に触れることで酸化が進みます。少量ずつ購入して冷暗所で保管し、賞味期限以内になるべく早く使い切るようにしましょう。

⑥中鎖脂肪酸（ココナッツオイルやMCTオイル）を活用する

中鎖脂肪酸はココナッツや母乳などに含まれている飽和脂肪酸です。一般の油に比べて速やかに消化・吸収されてエネルギーに変換されやすいため、体に脂肪がつきにくいといわれています。また、脳の認知機能の改善にも役立つとの報告が出されています。

中鎖脂肪酸も加熱調理には向かないため、コーヒーや紅茶などに少量入れたり、ドレッシングや和えものに使ってみましょう。

できる男の腸トレ・実践❹

↓サラダ油、ゴマ油を避け、新鮮な青魚＋亜麻仁油でオメガ3を補給

腸トレ5

水の飲み方にも健康になるコツがある

老化とは水分喪失のプロセスだった

水は私たちの体にとって不可欠なものです。物質を溶解したり、運搬したり、体温の調節をしたりと、生命維持に関わる重要な役割をしています。

また文明社会が発展するに伴い、環境汚染物質、タバコの煙、食品添加物など、体に有害なものが増える環境にありますが、それらをスムーズに排泄するためにも十分な水が必要です。

しかし私たちは、老いるに伴い細胞の新陳代謝や腎臓の働きが落ちてしまうため、体内の水分量が減少していきます。

体内の水分量は新生児で80％、幼児は70％、成人男性では60％、女性は55％と成長とともに少なくなります。さらに60歳以上になると50％くらいになってしまいます。

脳には血液の濃縮度を感知して水分補給の信号を発するセンサーが備わっていますが、年齢とともにこのセンサーの感度が鈍って、体が水分不足になってものどの渇きを自覚しにくくなってくるのです。

つまり老化とは水分喪失のプロセスであるため、歳を経るほどに水分補給を意識して行なわなければなりません。

ただし、体に取り入れる水がよいものでなければ、かえって健康を害してしまいます。

たとえば、毎日の生活に欠かせない水道水の源泉である川や湖、海の汚染が進むと、それを消毒するために塩素などの薬品が必要になり、この消毒過程でトリハロメタンなどの発がん性物質が発生しています。

意外と大切な「硬水」と「軟水」の使い分け

さて、水には「硬水」と「軟水」があります。水の硬度はカルシウムとマグネシウムのミネラル量で決まります。

外国産の水にミネラルを多く含んだ硬水が多いのに対し、国産のものは多くが軟水です。これは、大地を形成する地殻物質の異なりによるものです。

天然水は大地に降り注いだ雪や雨水が地層中で汚れやゴミを濾過し、地層中のミネラルを吸い取って湧き出しています。日本は国土が狭く急峻なため地層に浸透する時間が短く、ヨーロッパや北米などの大陸では地形がゆるやかで地層に接する時間が長いことが、軟水と硬水を生み出す要因のひとつとされています。

世界各地にある脳卒中や心臓病の発生率が低い長寿村を調べると、彼らが飲んでいる飲料水にはマグネシウム、カルシウム、ナトリウム、カリウムなど、多種類のミネラルや天然成分が含まれていることがわかっています。

またアメリカの疫学研究では、水に含まれるシリカ（ケイ素）という微量元素が、カルシウム以上に骨を強くする可能性が高いという報告があります。

シリカは土や岩、そして穀物や海藻にも含まれる天然ミネラル成分のひとつです。私たちの皮膚や毛髪、血管、細胞壁などにも含まれていて、体の組織や皮膚を作るコラー

硬水と軟水に適した使い方

料理に合う水の硬度

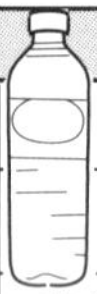

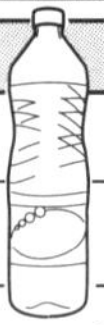

分類	軟水	中硬水	硬水
硬度 (mg/ℓ)	0〜100	100〜300	300〜
和食	・和食全般・和風だし ・緑茶 ・紅茶 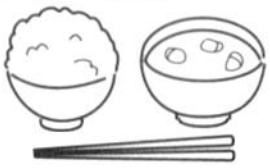	・しゃぶしゃぶ ・鍋物 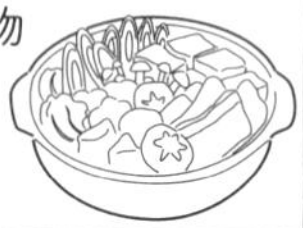	
洋食		・洋食全般 ・コーヒー（深煎り豆） ・アッサムティー 	・コーヒー（エスプレッソ） ・パスタ（アルデンテ）

ゲンの構成を促進させる重要な役割も持っています。シリカが不足すると正常な体の成長や代謝を妨げることになるので、不足しないように補うことが必要です。

軟水はまろやかで飲みやすいのですが、ミネラルの含有量は少ないのが特徴です。水を健康により役立てるためには、ミネラル分の多い硬水もすすんで飲む習慣をつけるとよいでしょう。

私はミネラルをとるため、ふだんから中硬水の水を飲むように心がけています。コンビニなどで水を買うときも、必ずラベルを見て硬度やミネラルバランスを確認します。

また、料理を作るときやお茶を淹れると

き、硬水・軟水を使い分けることで、味も栄養もよくなることが知られています。

昆布や鰹節でだしをとる和食、緑茶などに使う水は軟水が合います。豆や野菜、ご飯を煮炊きするのも軟水が適しています。ミネラル分が少ないため、うまみが水に溶け込みやすく、苦みが少ないまろやかな味わいになるからです。

反対に、洋風に肉を煮込む場合は硬水が向いています。硬水のミネラル分が肉のうまみを溶け出しにくくするので、しゃぶしゃぶなどの鍋物も硬度が中くらいの水を使用するのが適しています。

いろいろなミネラルウォーターで試してみて、五感を活かした味わいを楽しんでください。

1日1・5リットルの水分補給は水筒で

人の体からは、汗、尿、便、呼気などにより、1日に2・5リットルの水が失われるとされます。つまり、毎日失われる分の2・5リットルを新たに補充する必要があります。ただし、この2・5リットルというのは飲料水だけではなく、食事から摂取する水分も含めてで、飲み水だけで2・5リットルをとろうとするととりすぎになるため、注意が必要です。

欧米の研究によると、食物由来の水分が約20％〜30％、飲料で70％〜80％とされています。したがって、水分補給としては1日1・5リットルの水を飲めばよいでしょう。

そこで活用してほしいのが水筒です。保冷も保温もしっかりでき、軽くて持ち運びやすくデザインもよいものが今はたくさん出ています。夏は冷やした水を、冬は常温または少し温めた水を入れて持ち運びましょう。

水を持ち運ぶことで、自動販売機やコンビニで多量の糖が含まれたジュースをつい買ってしまうということも少なくなります。飲んだ水の量も把握しやすくなり、1日の水分補給がどれくらいできているかを容易に認識できるのです。

寝る前と起きぬけの「宝水」

午前4〜8時の時間帯は、1日の中で血液の濃度が一番高いといわれています。体は常に汗をかいたり尿を作ったりして水は失われる一方ですが、睡眠中には水分補給ができないからです。

血液の80％は水分で、これが減って濃度が高くなると血管が詰まりやすくなります。

脳梗塞や心筋梗塞の発作が早朝に起こることが多いのはこのためです。

また、脳血栓は血圧の低下する夜間の睡眠時に起こることが多く、特に暑い夏は血流が滞って血管が詰まりやすくなります。

これを防ぐのが寝る前の1杯の水です。体に負担をかけないよう、常温で飲むようにしましょう。

そして起きぬけの1杯も必要です。睡眠中に高くなった血液濃度を下げ、胃腸の働きを促す効果があります。胃腸のぜん動運動を活発にするので、起きぬけに飲む水は冷やしたものがよいでしょう。私はこれを「宝水」と呼んでいます。

寝る前と起きぬけの「宝水」を習慣にして血液をサラサラの状態にしておけば、全身の細胞のすみずみまでも栄養が行き届くようになり、重大な病気も防ぐことができるのです。

なお、抗生物質を服用した際に下痢を起こしやすくなるのは、腸内細菌の組成が変化し、腸管の水分吸収調節が障害されることが原因のひとつとして考えられています。このように、水の吸収という命を維持するための重要な機能にも、腸内細菌が深く関わっているのです。

ちびりちびり飲む

水分補給が大事だとはいえ、一気にガブ飲みするのはやめましょう。体に負担をかけるばかりか、せっかくのよい水が体に吸収されません。

そのためには、のどが渇いたときや小腹がすいたとき、ジュースや間食の代わりにこまめにちびりちびりと、できれば中硬水やアルカリ性の水を飲むようにしましょう。

また、のどが渇いていなくてもこまめに水を飲むように心がけましょう。のどが渇いたと感じたときには、すでに脱水の状態になっているからです。特に水分が失われやすい入浴前後にも水分補給を忘れないようにしてください。

水には鎮静効果があることが知られています。どうしても寝つけないときや不安があったりするとき、水を飲むことにより落ち着きを与えてくれます。特に、イライラや怒りなどの鎮静にはカルシウムなどのミネラルが多く含まれている硬水を飲むのが効果的です。

できる男の腸トレ・実践❺

↓ 起きぬけと寝る前の１杯は宝水。１日に１・５リットルのよい水を

腸トレ６

腸を生まれ変わらせる「ボーンブロス」

香港はなぜ長寿世界一なのか？

２０１６年、香港は世界平均寿命ランキングの第1位に躍り出ました。女性は87・32歳、男性は81・24歳です。それまでトップ争いを続けてきた日本は、女性が前年の1位から2位の87・0歳へ、男性は前年の3位から4位の80・7歳となったのです。

香港人が日本と並び、長寿の国となっている理由は何でしょうか。

香港在住の中医学博士である楊さちこさんは、その理由について「香港人は昼と夜の食事の前に必ず温かいスープを飲んでいるからだ」と述べています。

香港におけるスープ素材の代表は鶏です。中医学では「鶏は体を温め、胃やすい臓の

働きを助ける滋養食」とされ、疲労回復や体力増進のためによく使われているそうです。鶏に限らず、骨から煮出したスープに今、世界中から注目が集まっています。アメリカではこのスープを「ボーンブロス（骨のだし）」と呼び、ニューヨークのビジネスマン、スポーツ選手、そしてハリウッドの女優たちの多くが、美しさと健康維持のために取り入れていると話題になっています。

ボーンブロスからのプレゼント

第3章でカンジダ菌をはじめとした悪玉菌の腸内異常増殖の話をしましたが、この消化器官の不快症状を緩和させるのに役立つのもボーンブロスです。

私もなんとなく腸の調子が優れないと感じるときは、じっくり煮出したボーンブロスを家で作ることにしています。

まずはボーンブロスによって期待できる効果をまとめてみます。

①腸を修復して保護。炎症を抑える

ボーンブロスに含まれるゼラチンは、消化管粘膜を安定させます。胃酸の過剰な分泌

を抑え、胃粘膜の血流を増やして修復機能を向上させます。腸のバリア機能が破たんする「リーキーガット症候群（腸もれ）」の改善にも役立ちます。

②細胞を活性化し、若々しい肌、髪、爪に

ボーンブロスから溶け出すゼラチンには、コラーゲンとヒアルロン酸が多く含まれています。コラーゲンは爪や髪、皮膚や骨、軟骨、腱などの結合組織の主成分で、特に皮膚ではコラーゲンが約70％を占めています。コラーゲンは天然のボトックス注射のようなもので、皮膚のシワやたるみに効果があるとされています。同様に、ヒアルロン酸は肌に水分を補給して保ち、シワを改善する働きがあります。

③無駄な食欲を抑え、インスリンの分泌を抑える

ボーンブロスを食前のスープとしていただくことで、深い味わいのうまみが満足感を高め、食欲を抑えてくれます。同時に体も温まってホッとするため、ストレスによる無駄食いも抑える効果があります。

④骨や関節を守る

「骨を強化する」といえばすぐにカルシウムを連想しますが、じつは骨の体積の約50％はコラーゲンでできています。骨の内部にはコラーゲン線維があり、これが骨の柔軟性を生み出し、衝撃を和らげるクッション効果を持っているのです。

食品中のコラーゲンは消化の過程でアミノ酸を経てコラーゲン由来ペプチドになります。すると吸収も速く、体内でコラーゲンに再合成されやすいと考えられています。

ボーンブロスはいろいろな料理にも活用できます。鍋、味噌汁、雑炊、カレー、シチュー、中華スープなど、和風、洋風、中華風とアレンジ自在です。

アメリカでは風邪をひいたときは「チキンスープ」、カリブ諸国では病気になった子どもたちに「仔牛の足を煮込んだスープ」、朝鮮半島の治療師たちは免疫力の強化や減量を促すため「魚の骨を煮込んだスープ」を飲ませるなど、世界各地で昔からボーンブロスが健康に役立つことが知られ、生活の中に取り込まれています。

つまり、ボーンブロスは単なる流行の料理ではなく、伝統的に受け継がれている、うまみと栄養たっぷりの滋養食であり、治療食なのです。

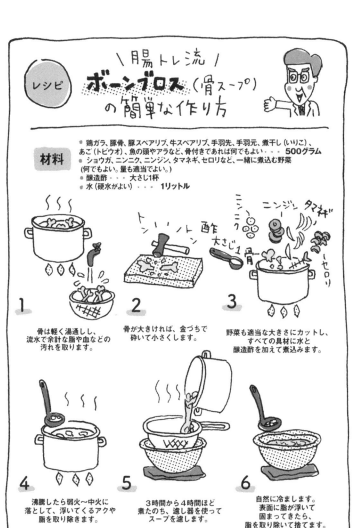

レシピ

\ 腸トレ流 /
ボーンブロス（骨スープ）の簡単な作り方

材料

- 鶏ガラ、豚骨、豚スペアリブ、牛スペアリブ、手羽先、手羽元、煮干し（いりこ）、あご（トビウオ）、魚の頭やアラなど、骨付きであれば何でもよい・・・ **500グラム**
- ショウガ、ニンニク、ニンジン、タマネギ、セロリなど、一緒に煮込む野菜（何でもよい。量も適当でよい。）
- 醸造酢・・・ 大さじ1杯
- 水（硬水がよい）・・・ **1リットル**

1 骨は軽く湯通しし、流水で余計な脂や血などの汚れを取ります。

2 骨が大きければ、金づちで砕いて小さくします。

3 野菜も適当な大きさにカットし、すべての具材に水と醸造酢を加えて煮込みます。

4 沸騰したら弱火～中火に落として、浮いてくるアクや脂を取り除きます。

5 3時間から4時間ほど煮たのち、濾し器を使ってスープを濾します。

6 自然に冷まします。表面に脂が浮いて固まってきたら、脂を取り除いて捨てます。

できる男の腸トレ・実践❻

週1回のボーンブロスは滋養食&治療食

腸トレ7

糖質依存を断ち切ろう

糖質以外で唯一、体のエネルギー源となるケトン体

「脳のエネルギー源は糖質のみ。だから毎食しっかり主食の炭水化物をとらなくてはなりません」。これは私の医学生時代に限らず、現在の医師や栄養士がよく語るお説教の常套句です。

確かに、脳のエネルギー源は糖質のグルコースが主となっています。グルコースは消化吸収されやすく、素早く脳のエネルギー源となるからです。

グルコースよりもエネルギー量が高い脂肪酸は、血液脳関門（BBB：脳にとって有害な物質が脳内に侵入するのを防ぐ機構）を通過しないので、脳はそれを利用できません。そのため、糖質は脳が働くためにいちばん大事だと考えられてきました。

しかし、長く常識と思われていたこのことが今、大きく変化しています。糖質以外でも体のエネルギー源となる物質があるのです。

ヒトは、進化の長い歴史の中では、飢餓と隣り合わせの時代が長くありました。そこで細胞は、前章でも説明したとおり、グルコースが少ない状態でも、脂肪やアミノ酸を燃焼させてエネルギーを産生できるシステムを獲得したのです。

体内のグルコースが枯渇した状態になると、肝細胞中のミトコンドリアで脂肪酸が燃焼し、ケトン体（アセト酢酸とβ－ヒドロキシ酪酸）という物質ができます。このケトン体は細胞膜や血液脳関門を通過し、脳やその他多くの臓器のエネルギー源となるのです。

体がこのケトン体を利用することには、以下のような利点があります。

▼脂肪を燃やして作られるため、肥満が解消される
▼肥満を促すインスリン分泌量が低下し、血中の中性脂肪が下がる
▼体内の炎症を抑制して、炎症性疾患を予防する

▼神経の保護作用により、認知症などの神経変性疾患を予防する
▼糖質に依存しなくなるため血糖値が低下し、糖尿病を予防する
▼血糖値が下がって血管内皮の酸化障害を防ぎ、動脈硬化を予防する
▼がん細胞の増殖を防ぐ（がん細胞はミトコンドリアを持たず、ケトン体を利用できないため）
▼血糖値の乱高下がなくなり、食後の眠気や気分のムラが減って集中力が増す

「グルコース・スパイク」の危険性

「甘いものを食べると頭がよく働く」というのは、エネルギー供給のスピードを考えると間違ってはいません。しかし、このことに大きな落とし穴があります。

脳はエネルギーの供給を即座に受けることで報酬系が刺激され、疲労を忘れて元気になったり幸福を感じたりと、「快」の感覚を体に与えます。頭を使う作業などをして疲れてくると、甘いお菓子やジュースが欲しくなるのはこのためです。

しかし、このような疲労と糖摂取の快楽行動が繰り返されることで、体が「糖依存」になってしまいます。すると、糖質をとらないと疲れがとれなかったり、イライラして怒りっぽくなったりしてしまうのです。

特に私たちの体に大きな負担を与えているのは「精製、加工、人工的に作られた炭水化物」です。精製されて食物繊維やミネラルをそぎ落としたり、長期保存や味を調えるための添加物が加えられたり、遺伝子組み換えや品種改良などにより、元の自然の状態とまったく違う、バランスの崩れた食品になってしまうのです。

たとえ糖尿病ではない健常な人でも、白米、パン、麺のように高度に精製された炭水化物や砂糖がたっぷり入ったお菓子を食べると、血糖値は急激に上昇します。

食後血糖値が高く、空腹時の血糖値と食後の血糖値の差が大きいことを「グルコース・スパイク」と呼びます。

食後高血糖に加えて、このグルコース・スパイクがあると、血糖値が乱高下して血管の内壁や臓器などに負担がかかったり、酸化ストレスなどでさまざまな障害が起こったりします。それに伴って動脈硬化も進み、心筋梗塞や脳卒中など、血管のある臓器のすべてで病気を起こすリスクが高まってしまいます。

私たちのまわりには、糖質を多く含む、精製した加工食品があふれかえっています。しかし安価で気軽に手に入るそうしたものこそ、私たちは注意しなければならないのです。

「果糖」という甘いワナ

糖質依存を断ち切る上で、さらに注意すべきものがあります。それは精製された「果糖」です。

果糖は血液中のインスリンの値を直接的には上げないため、糖尿を患った人にも安心な糖質だといわれていたことがありますが、それはまったくの間違いです。

体内に入った果糖を代謝できるのは、肝臓だけです。肝臓以外の臓器では果糖を代謝できないため、果糖をとると肝臓に大きな負担がかかります。果糖をとりすぎると、肝臓は脂肪をどんどんため込んで、ついには脂肪肝になってしまいます。

それだけで終わらずに、肝臓にさらに脂肪をため込もうとして、継続的にインスリンが分泌されます。すると体はインスリンに対して抵抗性を持ってしまい、血糖値が下がらなくなってしまうのです。

問題は、現代にあふれる多くの加工食品や清涼飲料水に、この果糖が大量に使われていることです。

果糖はブドウ糖よりも甘みがあり、冷凍食品の冷凍やけを防ぎ、焼き目をきれいにつけたり、食材がやわらかくなったり、保存期間が延びたりするうえに、砂糖よりも安く大量に作ることができるのです。食品会社にとってはじつにありがたい存在というわけです。

私たちが口にする果糖の量は、過去30年間に2倍になり、20世紀の100年間では6倍になっているといわれています。また、果糖の使用量の増加を反映するように、世界で肥満が増加しているという調査結果も出ています。

果糖は食品表示では、「フルクトース」「フルクトース・コーンシロップ」「ブドウ糖果糖液糖」「果糖ブドウ糖溶液」「高果糖液糖」「砂糖混合異性化液糖」と表示されていて、果糖含有率によって名称が変わります。

加工食品や清涼飲料水に添加されている果糖の量は認識しづらいため、過剰にとってしまいがちです。したがって、加工食品はなるべく避けるようにし、自然な食べものをとるように心がけましょう。

できる男の腸トレ・実践⑦

↓ 白米、パンなど精製された炭水化物や、砂糖・果糖まみれ商品を控えよう

腸トレ8

週末プチ断食でライフスタイルを変える

私たちはなぜ、1日に3食を食べているか？

アメリカではそもそも朝食を食べる習慣がなかったのに、エジソンが自ら発明したトースターを売り込むため「健康のため、1日3食きちんと食べましょう」とマスコミに語り、それまでの食習慣を変えてしまったという逸話があります。

では日本はどうだったかというと、昔は1日1食だったといわれています。

奈良時代まで、日本人は狩猟と農耕を兼ねた生活をしていて、1日の労働を終えた最後に食事をとっていました。今でいうと夕食1回きりだったわけです。2食になったのは、栽培農耕が可能になり、食糧が保存できるようになってからだと思われます。

そして1日3食のきっかけになったのは、鎌倉時代に永平寺の開祖である道元が、中国からその習慣を持ち込んだこととされています。それが次第に支配階級や僧侶たちに伝わり、武士階級が朝・昼・晩の3食を食べるようになったのは江戸時代中期でした。この習慣が町民にも普及したのは、明治時代になってからといいます。その歴史は意外に浅いのです。

このように私たち人類は、その時代ごとに生活様式を変化させてきました。現代社会では、人々はじつに多様な生活様式をとっています。肉体労働をする若者と、80歳すぎのお年寄りに、一律に「1日3食を食べましょう」と勧めるのは正しいことではないと私は考えています。人それぞれ、ライフスタイルが大きく異なっているからです。

昔と比べると現代生活では、体を動かす機会が減っているにもかかわらず、1日3食を勧めるのは食べすぎに拍車をかけることになります。

「食べすぎない」ことの利点

さらに科学的な視点からも「食べすぎない」ことの利点を考えてみましょう。

私たちの体を構成している細胞は、毎日新しく入れ替わっています。

たとえば、皮膚細胞は1時間あたり2億個、1日でおよそ50億個が皮膚からはがれて垢になって失われると同時に、新しいものにとってかわります。血液中の白血球は1日当たりおよそ1000億個、赤血球は1秒間に300万個、ヘモグロビンにおいてはなんと1秒間に1000兆個も作られています。

このような膨大な数を聞くと、体が細胞だらけでどんどん大きくなってしまうような気がしますが、実際にはそんなことは起こっていません。

なぜなら、古い細胞を壊しながら新しい細胞を作る「新陳代謝」を繰り返しているからです。1年のうちでは、95％もの細胞が入れ替わるといわれています。1年前のあなたと今のあなたとでは、細胞単位で見れば、まったくの別人なのです。

このように、合成と分解の絶妙な平衡状態を保って生体を維持するのが生物の持つ大きな特徴であり、機械には真似のできないことです。

2016年のノーベル生理学・医学賞は、この細胞の新陳代謝に深く関係する「オートファジー」の仕組みを解明した大隅良典《おおすみよしのり》氏が受賞しました。

オートファジーとは、細胞が細胞内で不要になったものを分解し、新しいものに作り替える、細胞のリサイクルシステムのことです。それと同時に、害になるものや余分なものを選択的に分解する装置としても、大事な働きをすることがわかっています。

通常、細胞内でオートファジーは少しずつ進んでいます。ところが細胞が飢餓状態に陥ると、オートファジーは顕著に活性化されます。生存に必要なタンパク質量を維持するために、自分自身を分解しはじめるのです。

飢餓状態以外にも、体内でインスリンが分泌されなくなるとオートファジーが起こることが知られています。すい臓から分泌されるインスリンがオートファジーの機能を弱めてしまうのです。つまり、1日中だらだらと食べ続けてインスリンをたえず分泌させていると、細胞のクリーニングを妨げてしまうことになります。

24時間制限なく高脂肪食を与えたマウスと、8時間だけおなじ食事を与えたマウスとを比較した実験があります。制限なく高脂肪食を与えたマウスの多くは脂肪肝と糖尿病になり、動脈硬化に関わる炎症を起こしました。もう一群のマウスは痩せて、長く健康でいることができました。

ほかにも多くの動物実験で、カロリー制限によって、さまざまな遺伝子やタンパクの発現が認められ、これによって寿命が長くなることがわかってきたのです。つまり、カロリー制限は生物にとって能動的かつ普遍的な寿命延長プログラムということです。

週末プチ断食で何が起こるか？

そこで、私がおすすめするのは「16時間の週末プチ断食」です。

そのプチ断食により得られる効果には次のようなものがあります。

▼インスリンの過剰分泌を抑える
▼過剰な糖分や脂質の摂取を抑える
▼体内の炎症を抑える
▼小腸内で異常増殖した細菌へ栄養を与えないようにする
▼働き続けている胃腸を休め、細胞修復の時間を与える
▼老化の抑制や健康寿命に関わるサーチュイン遺伝子が活性化する

空腹時間を16時間

週末プチ断食の方法はとてもシンプルです。その日の夕食を、寝る3時間以上前に済ませて、翌日の食事まで空腹時間を16時間空くように調整するのです。たとえば、夜の8時に夕食をとったら、次に食べるのは昼の12時です。

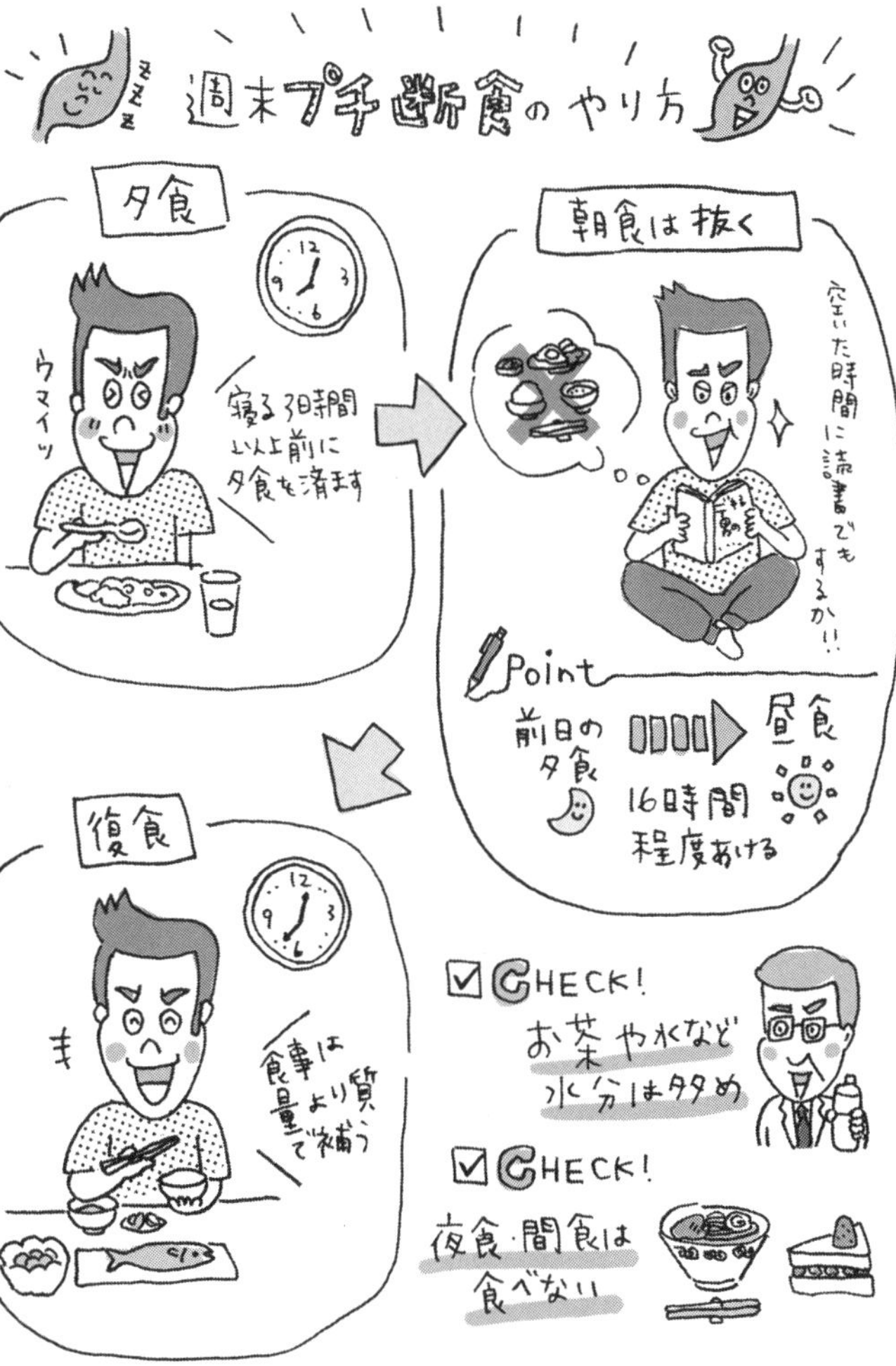
週末プチ断食のやり方
夕食
ウマイッ
寝る3時間以上前に夕食を済ます
朝食は抜く
空いた時間に読書でもするか!!
Point
前日の夕食
16時間程度あける
昼食
復食
食事は量より質で補う
CHECK!
お茶や水など水分はタタめ
CHECK!
夜食・間食は食べない

断食が16時間なのは、インスリンの分泌量をしっかり下げるとともに、成長ホルモンの分泌を促し、脂肪を燃やすようにするためです。特に内臓脂肪を下げるのに効果的だとされています。

ただし注意してほしいのは、無理な断食を急激に行なって体調を崩してしまうことです。ですから、初めてトライする方はとりあえず土日で実行してみてください。

また、どうしても空腹が我慢できないときは、ボーンブロスを食べましょう。

そして翌日の復食には、ナッツや卵、青魚などのタンパク質に、新鮮でカラフルな野菜で食物繊維をたっぷりと。そしてエゴマ油、亜麻仁油、ココナッツオイル、エクストラバージンオリーブオイルなどの良質な脂質でカロリーを補います。食べすぎるのはもちろんNG。量より質を重視してください。

できる男の腸トレ・実践❽

↓

週末にプチ断食で体をリセットさせてみよう

腸トレ9

平均体温を1℃あげてみよう

体温が1℃下がれば、白血球の働きが30％減

私たちの健康は、免疫力に支えられています。血液中の白血球は私たちの体をすみずみまで巡り、がん細胞や細菌、ウイルスなどの異物がないか常に監視してくれていますが、その働きは体温に大きく影響されるのです。

体温が1℃下がるだけで、この白血球の働きが30％以上も落ちるといわれています。

それにともない、免疫に関わっている腸の働きが低下し、血管が収縮するために血液の流れが悪くなって代謝が落ち、生活習慣病やアレルギー、うつ、がんなど、さまざまな病気の引き金になるという悪循環に陥ってしまいます。

逆に体温が上がることで、血液の流れがよくなって免疫力も高まります。腸の働きが活発になり、栄養がきちんと吸収されて代謝がよくなります。

人間の平熱は36・5℃プラスマイナス1℃だといわれていますが、個人差があるため一概にはいえません。したがって、ふだん元気なときでも体温を計測して、自分の平熱を把握しておくことが大切です。なぜなら、体温と体の不調とは密接に関係しているからです。

平均体温を上げることによる利点をまとめます。

▼腸の働きが活発になる
▼免疫細胞が活性化する
▼細胞内のミトコンドリアが活性化する
▼基礎代謝が上がり、内臓脂肪をためにくくなる
▼新陳代謝が活発になる
▼全身の血行がよくなり血流量が増える
▼脳への酸素供給量が増え、機能が向上する
▼体がリラックスし、ストレスへの耐性がつく

平熱が低いのは体質的なものと考えられがちですが、現代の生活に低体温を招く要素が多いのも原因のひとつです。

交通機関の発達で楽に遠距離間の移動ができます。体温の多くは筋肉によって作られるため、動かなくなって筋肉量が減れば、熱が産生されにくくなります。

また、お店に行けば野菜や果物も四季を問わずに手に入り、今では旬の食べものが何であるかもわかりづらくなりました。食べものには、体を温めるものと冷やすものがあるため、何も考えずに食べていると体を冷やす原因になってしまうのです。

体を温める食材を選ぶ

中国の「医食同源」の考え方では特に「冷えを嫌って温めること」を重視しています。長い歴史の中で体験的に得られた薬膳の知識を用いて、消化のよい温かいもので体の内側から温め潤すことが、心も体もリラックスさせ、若さの維持や健康長寿のもとになるとされているのです。

薬膳では、体を温める「陽の食材」、体を冷やす「陰の食材」、どちらにも属さない「中庸の食材」の3種類に分類されます。
体を冷やす「陰の食材」をとる場合は、体を温める「陽の食材」と一緒にとったり、加熱調理をしたり、香辛料や香味野菜を添えたり、発酵させたりといった工夫をして、体を冷やさないようにしましょう。

【体を温める食べもの（陽性）】

▼野菜類：生姜、唐辛子、ニンニク、ニラ、ダイコン、長ネギ、ゴボウ、タマネギなど
▼果物・ナッツ類：栗、松の実、桃、ザクロなど
▼魚介類：サバ、アジ、イワシ、エビ、カツオなど
▼肉類：羊肉、鶏肉、鹿肉など
▼そのほか：卵、みりん、味噌、ゴマ油など
▼飲み物：日本酒、梅酒、紅茶、ココアなど

【体を冷やす食べもの（陰性）】

▼穀類：そば、小麦

▼果物・ナッツ類：バナナ、マンゴー、パイナップル、ナシ、柿など
▼魚介類：カニ、カキ、しじみなど
▼肉類：馬肉
▼そのほか：こんにゃく、豆腐、バターなど
▼飲み物：牛乳、緑茶、コーヒーなど

臓器の中で老化が早いとされているのは、腸、腎臓、肝臓というような、毛細血管と血流量が多い場所です。なかでも腸は免疫の要であり、腸の血流が多いか少ないかで、体調に大きく影響することになります。腸と体温とは深く結びついているのです。

入浴で血管を開く

お風呂は体を温めるのに最適ですが、高い温度のお湯では末梢の血管まで拡張しません。38～40℃のぬるめのお風呂にゆっくり浸かって、体のすみずみまで血管を開きましょう。

そして、上がり湯にもう少しだけぬるく感じるものをかけることで、よい血流が保て

ます。足だけに上がり湯をかけるのでもよいでしょう。血管が若々しく、しなやかな状態だと、血流がスムーズになって全身の代謝を促進しやすくなり、体にとってさまざまなよい影響があります。

脚には全身の筋肉のおよそ60〜70％が集中しています。つまり、歩くこと、階段を上ること、スクワットやストレッチをして脚の筋肉を鍛えることは、体を温めることに直接つながります。

また、脚を動かす筋肉は収縮と弛緩を繰り返し、脚までやってきた血液を再び心臓へ送り返す働きをしています。特にふくらはぎは静脈の血液を循環させるために非常に重要な役割を果たしていて「第二の心臓」とも呼ばれます。

デスクワークで座りっぱなしというのでは脚は衰える一方です。忙しいビジネスマンの方なら、一駅分、余計に歩いてみるなど、日常に運動を取り入れる工夫が必須です。

できる男の腸トレ・実践⑨

⬇ 「陽の食材」と適度な運動で体温を上げよう

腸トレ 10

体からの〝お便り〟をじっくり読もう

「大きな便り」が教えてくれること

大便という漢字は「大きな便り」と書きますが、まさにそのとおり、直接見ることができないお腹の中の調子を教えてくれる大事なお便りです。このお便りをきちんと読み取れば、顕微鏡でなければ見えない腸内細菌のことまで教えてくれます。

このお便りの読み方には、国際基準があります。大便の視覚的な状態を硬さ別に7段階に分類した、誰でも簡単に判断できる基準で、英国ブリストル王立病院のヒートン教授らが考案した、その名も「ブリストルスケール」です。

これは、コロコロのもっとも硬い便を1、水様のもっとも軟らかい便を7としてスコア化しています。また、腸の通過時間との相関も示されています。

通常、食べものを食べて肛門から排泄されるまでの時間は、24〜72時間とされていま す。それより極端に長く腸内にとどまっていれば、スコア1のコロコロ便に近くなって いきますし、反対に極端に短い時間で腸を通過してしまえば、スコア7の水様便に近く なります。

腸内細菌の数は便の量と深く関係していて、便の約半分は死んだ腸内細菌と生きてい る腸内細菌によって占められています。つまり腸内細菌の数は、便の量を見れば一目瞭 然なのです。

近年、日本人の便の量が減っていると指摘しているのは、食物繊維の研究をしている 兵庫県立大学の辻啓介名誉教授です。辻教授は日本人の食生活が時代とともに変化した 結果、繊維質の摂取が極端に少なくなったことが理由であると述べています。

辻教授によると、太古のアメリカ先住民の1日の便の量は約800グラムもあり、繊 維質は150グラムも含まれていたそうです。一方、日本人は体の大きさからみても便 の量や繊維質の量も少ないのですが、それでも戦後には約350〜400グラムはあり ました。しかしそれが、現在は150〜200グラム程度にまで減ってしまっています。 これは驚くほどの減少といえるでしょう。

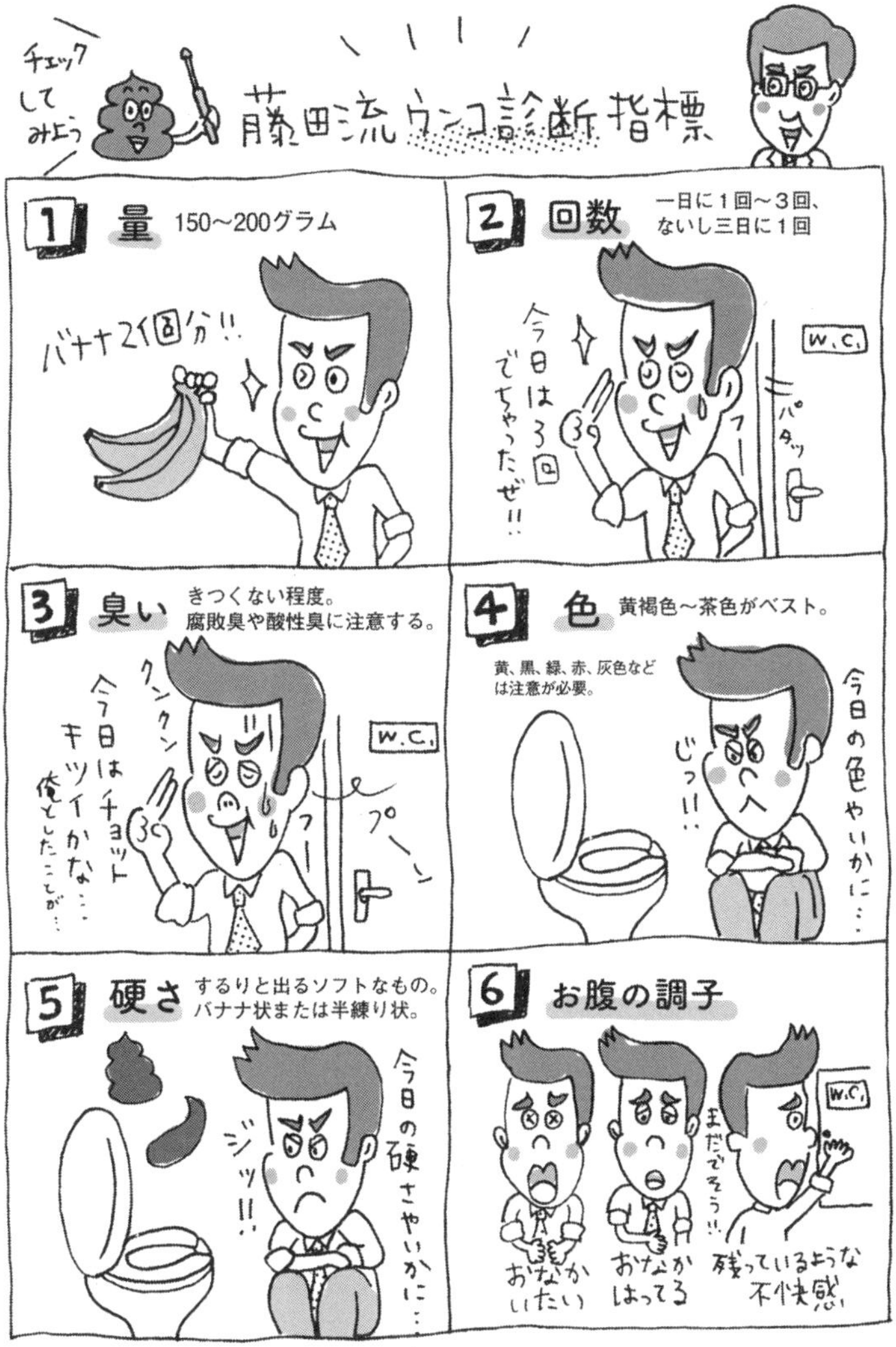
チェックしてみよう
藤田流ウンコ診断指標
1 量 150～200グラム
バナナ2個分!!
2 回数 一日に1回～3回、ないし三日に1回
今日は3回でちゃったぜ!!
フー
パタッ
W.C.
3 臭い きつくない程度。腐敗臭や酸性臭に注意する。
クンクン
今日はチョットキツイかな…
俺としたことが…
フー
プ～ン
W.C.
4 色 黄褐色～茶色がベスト。
黄、黒、緑、赤、灰色などは注意が必要。
今日の色やいかに…
じっ!!
5 硬さ するりと出るソフトなもの。バナナ状または半練り状。
今日の硬さやいかに…
ジッ!!
6 お腹の調子
おなかいたい
おなかはってる
まだでそう!!
残っているような不快感
W.C.

便の量の減少と、それにともなう腸内細菌の減少は、私たちの食生活と深く関わっています。日本人の便や腸内細菌が減少しているのは、食を取り巻く環境の変化によるものです。特に、ファストフードや肉の摂取量が増えたことによって、野菜の摂取量が激減してしまいました。このような食生活の乱れやストレスの増加も加わって、便の量を減らし続けている日本人の腸内細菌は、危機的状況といえるほどなのです。

理想的なよい便は、イラストのとおりです。これらの観察を日課にして、自分の腸と体の健康をチェックしましょう。

私が考える理想的なよい便は、多様性が高く、生態系のバランスを保ち、他の生物と共存でき、養分豊富で、保水性と排水性がよい、ふかふかの元気なものです。

それはつまり「最高の農作物をはぐくむ肥沃な土づくり」と同じなのです。大地を尊重して愛でるのと同様に、腸にも感謝しつつ「腸トレ」を実行することで、あなたのお腹からの最高のお便りを読むことができるようになるはずです。

できる男の腸トレ・実践⑩

⬇ 毎日の便を観察して、自分の体調を把握しよう

Chapter 4

「腸トレ」習慣化のための＼3／つのステップ

「習慣化力」で、人生はとても楽になる

さて、ここまで読み進めてきたあなたは、すでに「腸トレ」の基礎的知識が得られました。あとはこれらを実行し、ひたすら継続するのみです。

しかし、ここでひとつ大きな問題が立ちはだかります。それは「努力が続かない」ということです。

興味を持ったり、必然となったりの理由で始めてはみたものの、結局続かずにやめてしまったという例は、誰もが経験していることではないでしょうか。

じつはかくいう私も、食事制限をするのにとても苦労した経験があります。

かつて糖尿病で高血糖になり、インスリン治療を受けていたときの話です。

本当なら食事制限をしなければならないのに、そのころは仕事のストレスが大きく、ストレスを感じるたびに食べることで解消しようとしていました。毎日食べすぎ、飲みすぎの繰り返しでした。

あまりにも高血糖が続いてしまったときは、インスリン注射をして強制的に血糖値を下げ、そのうえでまた食べるという悪循環を続けていたのです。

さすがにこの食生活を続けていれば命に関わる、と自覚したのが60代半ばでした。われながら遅い判断だったとは思うものの、そのときようやく健康の大切さを伝えている自分がこんなことではいけないと糖質制限を決意したのです。

当初は、大好きだったご飯やめん類、甘いものを食べられないなんて、人生に何の楽しみもなくなると落ち込みましたし、なにより長く続けてきた不摂生の習慣を断ち切るのは本当にたいへんでした。

周囲の人たちも私の健康を気づかって懸命に協力してくれました。それなのに、テーブルに並んだ食べものの量が少ないと言って、本気で怒ってしまったことがあります。場の雰囲気は一気に悪くなり、あとで振り返っても申し訳ないことをしたと反省したのですが、同時に食べることへの執着がこれほどまで根深いことに自分でも驚きました。

それでも現在の私は糖質制限も習慣となり、低糖質の食事を無理なく適量だけとれるようになりました。

大切なのはこの「無理なく」という点です。無理しなければできないことは続きません。人間の意思の力というのはそれほど強いものではないからです。その逆に、最初は苦しいと思うことでも、習慣にさえしてしまえば何のことはないのです。

食事制限に限らず、運動や勉強などの習慣化がもっとうまくできれば、人生がさらに彩り豊かになります。

腸トレの実践はもちろん、ダイエットも健康づくりも資格取得も語学学習も、すべてにおいて役立つのは、小さな努力を継続して習慣にしてしまう「習慣化力」です。

そこで本章では、腸トレをあなたの人生に根付かせていただくため、「習慣化」について考えてみようと思います。

「習慣化」の力は大きな財産

たとえば、メジャーリーグで活躍したイチローさんは、習慣化を味方につけた代表的な人でしょう。

彼は引退会見で「自分の中の計りを使いながら、限界を見ながら、ちょっと越えていくということを繰り返していく」と語っていました。イチローさんが持つ数々の素晴らしい記録こそ、習慣化力の賜物です。

習慣が身につくことによって、目標達成以外にもよいことがたくさんあります。

▼自分の成長を体感できる

▼小さな努力の積み重ねによって、忍耐力が身につく
▼自己管理できることで自信がつく
▼まわりからの評価が上がって自尊心が高まる

「腸トレ」が継続的に実践できることはもちろん、外国語が話せるようになった、痩せて筋肉質の体になったなど、とにかくコツコツ続ける習慣さえ身につけることができれば、あなたが目指すさまざまな目標を達成する可能性はぐんと高まります。

現に習慣化の力をつけた人たちは、さまざまな成功を勝ち取っています。

人生において「習慣化力」は、すごい財産となるのです。

初公開！　私の「習慣化」の仕方

さて、私が食事制限で苦労した話を先に述べましたが、じつは私は学生のときは習慣化を得意としていました。学生時代に試行錯誤することによって、自然に習慣化のコツが身についたのです。

結果的に私は東京大学と東京医科歯科大学に合格できたわけですが、私は学力があっ

たわけでも、家で特別な教育を受けたわけでもなく、ひとえに「習慣化力」の賜物だったのではないかと思っています。だから今でも習慣を自分のものにできるかどうかで人生は変わると信じています。

そこで私の習慣化の仕方とコツをみなさんに披露したいと思います。このメソッドを実践すれば、腸トレやダイエットのみならず、いろんなことが習慣化できるようになるはずです。

習慣化のコツを手にすることで、あなたの人生がさらに上向きになることは間違いありません。

ステップ1

正しい理由と目標を掲げる

目標は正しく立てよう

あなたが習慣化したいことがあるということは、目標が前提にあるからだと思います。

しかし、その目標は本当に〝正しい〟ものですか？

目標に正しいも間違いもないと思うかもしれませんが、ちょっとずれた目標を立ててしまっている人は意外と多いのです。

では、例として「痩せたい」という目標を立てたとしましょう。この目標を掲げてダイエットを頑張ろうとしている人も多いはずです。

しかし、この目標ではあまりにも漠然としすぎて、ゴールした姿が見えてきません。つまり「痩せたい」というような抽象的な目標ではダメなのです。たとえば「できるビジネスマンになる」というのもかなり抽象的です。

本当に到達したい姿がありありと見えるものでなければ、目指す道のりがはるか遠くに感じるためにやる気がそがれ、習慣づくりが困難になってしまいます。

そのため、目標設定は「抽象的」ではなく、理由も含めて「具体的」にすることが大事です。ダイエットであれば、「5キロ痩せる」とか「10年前のズボンをスムーズに履けるようになる」といったものであり、ビジネスシーンなら、「×月のプレゼンテーションを成功させる」とか、「売上目標を達成する」といったものでもいいでしょう。できるだけ達成したときのことを考えて、自分がワクワクするような目標であることが大切です。この目標を「ゴール」と呼びます。

「ゴール」に到達した自分を具体的にイメージしてワクワクできたなら、準備は十分です。「ゴール」が楽しみであればあるほど、継続のモチベーションは上がります。

最初のページに「理由」と「目標」と「ゴール」を

ではまず、ノートを1冊用意してください。このノートは習慣化を作るうえで非常に重要なものになります。最初のページに大きく目立つように、「理由」と「目標」と「ゴール」を書きこみましょう。

たとえば私の場合、糖尿病対策のために糖質制限を習慣づけしました。「理由」と「目標」と「ゴール」の書き込み方は次ページのような感じです。

このように、数字を多く入れて具体的に目標を掲げます。

たとえば、あなたがさっそく「腸トレ」に取りかかってみようとするとします。182ページに一例としてまとめてみました。

ただし、はじめのうちは細かい部分まで考えるのはなかなか難しいかもしれません。

「糖質制限」習慣化のためのノート例

理由

▼インスリンを使うほどの重度の糖尿病になってしまった。このまま放置すれば、さまざまな合併症（脳血管障害、失明、脚の壊死など）が起こる可能性が非常に高い。

▼もともと腎臓の働きがよくないので、薬には頼りたくない。血糖値コントロールをするには食事制限と運動、特に糖質制限の実施とウォーキングの習慣化が最適である。

目標

▼1日で摂取できる糖質の総量は90グラムとする。

▼食後には自己血糖測定をする。

血糖値は

- 食前120mg/dl以下
- 食後1時間170mg/dl以下
- 食後2時間140mg/dl以下

を目標値とする。

▼ウォーキングは1日1万歩を目標値とする。

ゴール

▼糖質制限することで、今よりスリムになって、体を動かすのも苦ではない状態を手に入れる。

▼突き出たお腹を引っ込めて、スーツを格好よく着こなしたい。

「腸トレ」習慣化のためのノート例

理由

▼このところ体重が増加傾向にあり、朝起きるのがつらい。
▼仕事が立て込んでくるとストレスからか、どうしても飲みすぎ、食べすぎてしまます。
▼体重を健康的に5キロほど減らしたいのと、朝気持ち良く目覚めて、充実した気持ちで仕事に向かいたい。

目標

▼「腸トレメソッド①」の「発酵食品」を必ず1日1品は食事に取り入れる。
▼「腸トレメソッド②」の「酢タマネギ」も毎日食べるようにする。
▼「腸トレメソッド⑦」の「糖質断ち」を継続的に実践する。

ゴール

▼3カ月後に、体調が改善していることを実感できるようにする。
▼3カ月後までに5キロ減量を達成する。

また、実施するうちに目標が変化していく可能性もあります。

目標を詳細まで突き詰めることができなくても、このあとに出てくるステップ③の「記録してフィードバックする」でまた目標の見直しをする機会が出てきます。

なので、まずは今考えられることを、人に説明できるくらい具体的にして、「理由」「目標」「ゴール」の3項目を設定してみましょう。

ステップ2

TODOリストはこうして作ろう

TODOリストがあれば、すぐ習慣に取り組める

あなたはノートの最初のページに「理由」と「目標」と「ゴール」を書き出しました。

具体的な目標設定ができたら、今度は「TODOリスト」を作ります。このリストがあれば一日で自分が何をやるべきか認識できるので、すぐに習慣化に取り組むことがで

きます。

【TODOリスト】

①いつ：いつ、または何時から何時までやるか
②どこで：どこでやるか
③何を：何をやるか
④どうやって：どのようにやるか
⑤どのくらい：その量はどのくらいか
⑥どの順序で：どんな順番でやるか

という具合に、事細かくコミットメントするのです。

これもノートに記して、一つずつにあなたがすべきことを書き込んでいきましょう。

私の場合は習慣化したいことが糖質制限なので、次ページのようにTODOリストを設定しました。

このように、ここでも細かい数値と具体的な行動について書き出していきます。

「糖質制限」TODOリスト例

① いつ

→毎食時間（朝、昼、夜）に実行する。

② どこで

→自分が食べるときはどこでも。

③ 何を

→一日の糖質摂取量を超えないように食べる。ご飯、パン、めん類、粉もの、お菓子、ジュース、お酒など、糖質が多く含まれているものは一発で1日摂取量を超えるので食べないようにする。

④ どうやって

→まずは食品の糖質量がまとめられた本を買い、食べものの糖質量を大まかに把握する。食べる前に目の前の食事にどのくらい糖質が含まれているかを計算し、自分が食べられる量を見積もってから食べる。

血糖値の自己測定は食前、食後1時間、食後2時間で行ない、数値を記録する。

ウォーキングは携帯電話の歩数計を使ってチェックする。

⑤ どのくらい

→HbA1cの数値6.5以下、空腹時血糖値120㎎/dl以下になるまで行なう。

⑥ どの順序で

→1日に摂取できる糖質量を厳守することが最優先。もし血糖値の自己測定やウォーキングができなかったとしても、糖質量を守れたなら可とする。

「こんなの面倒だ」などと思わずに、ぜひ試しに実践してみていただきたいのです。自分で一つずつの項目を考えながら設定し、書き込んでいく行為自体が、あなたにとって「やらなければならない」という意思を強めていく過程であることを体感できるはずだからです。

特に⑥の「どの順序で」というのは、自分にとっての「許し」の意味合いもあります。自分自身をあまり追い詰めすぎると、「もういいや」となってしまいがちですから、許される範囲をあらかじめ決めておくのです。そうすることで「せっかくだから続けてみよう」という気持ちになります。ゆるく、いい加減でも、継続することが大切なのです。

ここでは私の糖質制限のTODOリストを作りましたが、本書で紹介した「腸トレ」についても食べ方がメインになりますから、似たような感じになると思います。次ページに一例としてまとめてみました。

すべての項目をびっちりと埋める必要はありません。なにより重要なのは「やってみよう」と自分を奮い立たせられるかどうか、です。

どれだけ有益な本を読んだり、講演を聞いたりしても、それを自分の生活に活かし、取り込めなければ、その価値は減じてしまうでしょう。有益な情報は自分で活かしては

「腸トレ」TODOリスト例

①いつ

→毎食時間（朝、昼、夜）に実行する。

②どこで

→食事のときは必ず。

③何を

→発酵食品を取り入れること。
酢ダマネギをとること。
糖質はできるだけとらないこと。

④どうやって

→スマートフォンにその日の食事を記録して、
チェックしていく。

⑤どのくらい

→とりあえず3カ月をメドとして、自分の体調の変化が
実感できるまで。

⑥どの順序で

→「発酵食品の摂取」は必ず。

じめて意味があるものになるのです。

そういう意味では、「やってみようと思う」「実行に移してみる」ことが一番の目的なのです。

ステップ3

記録をつけてフィードバックする

とりあえず1週間続けてみたら…

目標を明確にし、ＴＯＤＯリストを詳細に決め、やるべきことがこれで「見える化」しました。

ここまできたら、次は即行動です。とりえず「目標」と「ＴＯＤＯ」に集中して、1週間続けてみましょう。

さて、1週間が経過しました。あなたは今、どのような状況にあるでしょうか。

仮に、1週間続かなかった人がいるとします。その結果になったとしても「自分は意思が弱いからダメだ」「いつも続かないから今回も同じだ」など、ネガティブになることはやめましょう。続かないのが当たり前であって、あなたはあえてそれを打ち破る挑戦をしているのです。

よって、結果にいちいち一喜一憂することはありません。成功であれ失敗であれ、それらは目標を達成するための必要な検証材料となって役立つのです。

PDCAを使って、前向きに取り組んでみよう

続いた人にも、続かなかった人にも、この段階で試していただきたいのが「PDCA」というフレームワークです。

ビジネスシーンではおなじみですが、「PDCA」とは「Plan（計画）」「Do（実行）」「Check（評価）」「Action（改善）」の4つの段階を表す考え方です。PDCAサイクルを回していくことで業務改善を図るわけです。

これを「腸トレ」にも適用してみます。

ノートのページの一番上には「日付」と「ゴール」を記して、その下を4分割します。

【2019年8月11日】 3カ月後に5キロ減量して、毎朝軽快な体調で仕事に向かう！

P（計画）

▼TODOリストに挙げた腸トレを毎日実行。
（発酵食品をとる／酢タマネギをとる／糖質はできるだけ控える）
▼引き続き、ウォーキングは1日1万歩を目指す。
▼ストレスを感じたら、腹式呼吸を実践。

D（実績）

▼酢タマネギは継続して毎日食べている。習慣になりつつある。
▼体重66.5キロ。
▼ウォーキングは7日中6日で目標達成。
▼ストレスを感じた日、家に帰る途中で腹式呼吸を実践。

C（評価）

▼酢タマネギによって明らかに便通がいい。便の状態もいい感じに。
▼体重は落ちたが、誤差の範囲か？
▼デスクワークの日だとウォーキングの目標達成が難しい。
▼1日1万歩を達成したときには明らかに寝付きがよいのと、目覚めもよい。
▼腹式呼吸では気分が鎮まるのを実感できた。

A（改善）

▼酢タマネギは継続。さらに豆味噌も取り入れてみる。
▼デスクワークの日には、帰宅時に一駅前で下りて、歩いてみる。
▼腹式呼吸はもう少し頻度を増やしてみる。

【2019年8月4日】 3カ月後に5キロ減量して、毎朝軽快な体調で仕事に向かう！

P（計画）

▼TODOリストに挙げた腸トレを毎日実行。
（毎日、発酵食品をとる／毎日、酢タマネギをとる／糖質はできるだけ控える）
▼ウォーキングは1日1万歩を目標とする。

D（実績）

▼酢タマネギはほぼ毎日食べられるようになった。
▼体重68キロ。ぜんぜんやせていない。
▼ウォーキングは2日達成したが、雨の日があって以降、サボってしまった。

C（評価）

▼酢タマネギは毎日少しずつとる習慣がついた。便通がよくなったような気がする。
▼仕事が立て込んでくるとストレスからか、どうしても飲みすぎ、食べすぎてしまう。
▼特に、飲み会で食べすぎた。周りの人たちが食べ飲みしている勢いにつられてしまう。
▼ウォーキングは疲れていると歩く気にならない。

A（改善）

▼酢タマネギは引き続き実行。
▼ストレスを感じたら腹式呼吸。食べる前にも一呼吸おいて「自分がこれから食べるもの」について考える時間を作る。
▼飲み会では糖質を控えていることを周りの人たちに伝えて、理解・協力してもらう。
▼ウォーキングは1日1万歩目標を変えず、雨でできなかった場合はスクワット50回に替える。

「P（計画）」は、自分がやろうとしている計画をなるべく具体的に表せるように記します。「腸トレ」であれば、どのメソッドを実践するのか、どのくらいやるのかを数値とともに書き込みます。

「D（実績）」は、どの程度、実行に移すことができたかをこれもできるだけ具体的に記します。なるべく主観や推測を書かず、あくまでも事実のみを書くというのがポイントです。

「C（評価）」では、どのような成果が出てきたかとか、なぜ失敗してしまったかを書きます。腸トレを実践してみた場合なら、「朝の目覚めがよくなった気がする」とか「気分が上向いた」といった小さな気づきでも構いません。自分自身の変化を実感できることも習慣化を継続するモチベーションになります。

「A（改善）」は、改善すべきだと思うことや、どのように改善したらよいのかについて書き込みます。失敗してしまったり、できなかったりしても、前向きな視点で行動を見直すのです。

この4段階を踏まえて、再び「P（計画）」に戻り、次の計画を立て、おなじように検証を続けていくのです。

毎日がたいへんなら、1週間に1回でも2週間ごとでも構いません。定期的にノートに成果を書き込み、検証、改善していくことの繰り返しによって、結果の質は高まり、目標達成に直結していくのです。

「PDCA」については、たくさんの書籍があり、その方法論もさまざまにアレンジされています。ノートの付け方も多様です。

ここに記したことはあくまでひとつの方法論ですので、みなさんが一番やりやすいかたちで取り組んでいただければと思います。

「いつも続かない」がなくなる、習慣が続くコツ

ここまで習慣化の実践について述べてきました。この3つのステップに沿って実践すれば、無理なく行動のルーティーンを作ることができるはずです。

しかし実際、習慣化でいちばん苦労するのは「継続すること」です。時には疲れて、時には時間がなくて、せっかく始めた習慣をやめてしまいたくなることもあるでしょう。

そんなときのために、以下に習慣が続くコツについてまとめました。ちょっとした工夫を取り入れることで、長く続くようになります。

もし習慣が挫折しそうなときは、ぜひ以下のコツを参照してください。

とりあえず始めてみよう――長続きのコツ①

「完璧を目指すより、まず終わらせろ」

この言葉は、インターネット上のSNSを提供している「フェイスブック」社の社内に貼られているモットーだそうです。完璧だけを目指していたらストレスが溜まり、失敗を恐れて何もできなくなり、成長もないということです。

すべてを完璧にこなそうと思わなくてもいいのです。まずは始めること、TODOを終わらせることを第一に考えるのです。

また、何かを始めるにあたって、知識や道具やお金、モチベーションや体力など、とにかく準備を完璧にしてからやろうなどと考えていると、いつまで経っても始めることができません。

私たちの脳は、やらない理由をでっちあげる天才です。

「今は疲れているから」「今日はやらなくても明日やるから」「時期が中途半端だからきっかり来月の頭から」など、いくらでも言い訳しようとします。

重要なのは「後でやる」「明日やる」ではなく、「今やる」ことです。とにかく腰を上げてアクションを始めることが何よりも大事なのです。

私は高校2年生に進級した際、担任の先生に「このままではキミに行ける大学はない」と言われたことをきっかけに、朝4時に起きて勉強を始める習慣をつけました。

凍えるように寒い冬の朝など、寝床から出るのが本当につらかったのですが、それでも「えいやっ」と布団を吹っ飛ばして机にかじりつきました。やらない理由をくどくど考え始める前に、寝床から飛び出してしまうのです。ここまできたら、もうやらざるを得ません（その時代、そんな朝早くからほかにやることなどないのですから）。

脳が屁理屈をつける前に、アクションを起こしましょう。まず一歩目を踏み出す勇気を持ちましょう。

仲間を作る――長続きのコツ②

習慣化というと、一人でコツコツこなすというイメージがあるかもしれません。もちろん、習慣は自分自身の行動であり、誰かが代わりにやってくれるものではありません。

しかし、あなたと同じ志を持つ仲間が近くにいれば、習慣化の力は間違いなく強くなります。

お互いの目標のために協力し合える仲間がいることで、一人だけで目標に向かう重圧が少し和らぎます。仲間が頑張る姿を見て自分も頑張ろうと思ったり、お互いの苦労を励まし合ったり、目標達成のコツをシェアし合ったりなど、刺激を与えあうことで行動につながるモチベーションとなります。

脳の大脳皮質の前頭連合野には、〝社会脳〟と呼ばれている部分があります。この部分は、他者とつながりたいという社会的欲求や、他者の心の動きを想像する機能を持っています。つまり、他者との関わり、評価、肯定、共感、賞賛などの刺激によって社会脳がさらに発達し、目標達成へのモチベーションが湧いてくるのです。

ぜひ同じ志を持つ友人とともに、習慣化に取り組んでください。

「腸トレ」を無理なく生活の中に取り入れ、継続できれば、あなたの心身にきっと嬉しい変化の兆しが現れてくるはずです。

さあ、「なりたい自分」をイメージして、「すぐ腸トレ」にチャレンジしましょう。

【参考文献】

『百寿者の健康の秘密がわかった　人生100年の習慣』NHKスペシャル取材班著、講談社
『世界のエリートはなぜ「美意識」を鍛えるのか？』山口周著、光文社新書
『腸と脳』エムラン・メイヤー著、高橋洋訳、紀伊國屋書店
『おしゃべりな腸』ジュリア・エンダース著、岡本朋子＋長谷川圭訳、サンマーク出版
『内臓感覚　脳と腸の不思議な関係』福士審著、日本放送出版協会
『医師が教える最強のダイエット』ジェラルド・E・マリン著、浦谷計子訳、シャスタインターナショナル
『すべての不調をなくしたければ除菌はやめなさい』ジョシュ・アックス著、藤田紘一郎監訳、文響社
『免疫と「病」の科学　万病のもと「慢性炎症」とは何か』宮坂昌之、定岡恵著、講談社ブルーバックス
『一度太るとなぜ痩せにくい？　食欲と肥満の科学』新谷隆史著、光文社新書
『自然の力で治す』アンドレアス・ミヒャールゼン著、繁田香織訳、サンマーク出版
『最強ボーンブロス食事術』ケリアン・ペルトリッチ著、福井久美子訳、集英社
『醤油・味噌・酢はすごい　三大発酵調味料と日本人』小泉武夫著、中公新書
『トロント最高の医師が教える　世界最新の太らないカラダ』ジェイソン・ファン著、多賀谷正子訳、サンマーク出版
『マネジメント　エッセンシャル版』ピーター・F・ドラッガー著、上田惇生訳、ダイヤモンド社
『自分を成長させる極意　ハーバード・ビジネス・レビュー10選』ピーター・F・ドラッガー、クレ

イトン・M・クリステンセン他著、DIAMONDハーバード・ビジネス・レビュー編集部訳、ダイヤモンド社
『自分を劇的に成長させる！PDCAノート』岡村拓朗著、フォレスト出版
「アメリカの農業政策が生み出す肥満問題」植田敬子、季刊「社会運動」423号
「カンジダ菌との上手な付き合いかた」／なるほど健康塾・ドクターから健康アドバイス／安部茂／大和薬品サイト
「身体活動とエネルギー代謝」／厚生労働省「生活習慣病予防のための健康情報サイト」
「噛むことインタビューNo.11」／「噛むこと研究室」サイト
「微生物を知ろう　食品微生物講座」／藤井建夫／「三井農林微生物分析サービス」サイト
「脳機能と腸内細菌叢」特集：脳神経系と腸内細菌叢／須藤信行／「腸内細菌学雑誌」31：23-32, 2017
「オートファジー研究から見えてきた生命像」／大隅良典／公研セミナー第661回
「睡眠と腸内細菌叢」特集：脳神経系と腸内細菌叢／入江潤一郎、伊藤裕／「腸内細菌学雑誌」31：143-150, 2017
＊ほかにも多数の新聞・雑誌記事、ウェブサイトなどを参考にさせていただきました。

藤田紘一郎◉ふじた・こういちろう
1939年、旧満州ハルビン生まれ。東京医科歯科大学医学部卒、東京大学大学院修了。テキサス大学リサーチフェロー後、金沢医科大学教授、長崎大学医学部教授、東京医科歯科大学医学部教授を経て、現在同大学名誉教授。専門は寄生虫学、熱帯医学、感染免疫学。免疫や腸研究の第一人者として著書多数。80歳となった現在でも講演会で日本全国を飛びまわり、その合間に取材、原稿執筆から研究までこなす。本書では、長年の研究において腸のスゴさ、奥深さを実感してきた立場から、心身両面にさまざまな効果を与える「腸トレ」を提案している。

できる男はすぐ腸トレ【完全版】

二〇一九年　八月二三日　初版発行

著　者　藤田紘一郎
発行者　中野長武
発行所　株式会社三五館《さんごかん》シンシャ
〒101-0052
東京都千代田区神田小川町2-8　進盛ビル5F
電話　03-6674-8710
http://www.sangokan.com/
発　売　フォレスト出版株式会社
〒162-0824
東京都新宿区揚場町2-18　白宝ビル5F
電話　03-5229-5750
https://www.forestpub.co.jp/
印刷・製本　中央精版印刷株式会社

ISBN978-4-86680-905-2

できる男はすぐ腸トレ
【完全版】

読者の方に無料
特別プレゼント

さらに腸を鍛える
ワンポイントアドバイス
（PDFファイル）

著者・藤田紘一郎さんより

本書に掲載しきれなかった「腸トレ」のプラスアルファ情報をご用意しました。忙しい生活の中でも無理なく実践できる、腸を整えるためのメソッドです。本書を読んでくださったあなたへの無料プレゼントです。本書と併せてこの特典を手に入れて、ぜひあなたの人生にお役立てください。

特別プレゼントはこちらから無料ダウンロードできます↓

http://frstp.jp/35yore

※特別プレゼントはWeb上で公開するものであり、小冊子・DVDなどをお送りするものではありません。
※上記無料プレゼントのご提供は予告なく終了となる場合がございます。あらかじめご了承ください。

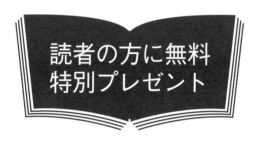